50歳の
分岐点

差がつく「思《し》秋《しゅう》期《き》」の過ごし方

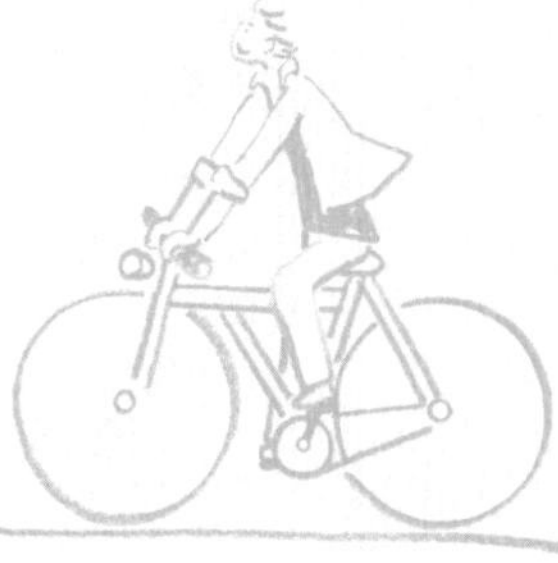

和田秀樹

大和書房

50歳は人生の分岐点だ。
体のなかでホルモンバランスが大変化を起こし、
心身ともに大きな影響を受ける、
この時期の過ごし方で、
その先の人生はまったく違うものになるだろう。

はじめに ——50歳から「新しい人生」を生きるために

私は、50代というのは人生にとって大切な年代であると同時に、年齢を重ねても充実した人生を送れるかが決まる時期だと考えている。

かつて『大人のための勉強法』（ＰＨＰ新書）という本を出してベストセラーになり、その後は年に多くの本を出す機会を得た。たまたま、高齢者専門の精神科医をやっていたため、「健康オタク」になるより「枯れた高齢者」になりたくないという信念を持つようになった。だから収入を得た際に、貯金や食事を節制することよりも、美食とワインに走ることを選んだのだが、意外にもそれがいろいろな出会いを生んだ。

２００４年、当時の私の財布でも思い切り悩むような高価なワイン会に参加してみた。一晩で１００万円の代わりに、そこでは外国でもまず飲めないようなワインを味わえたうえに、現在のワインの師匠や、今でも古いワインを買う際にお願いするアメリカでもナンバーワンのワイン商に出会えた。だが、一番の出会いは、のちに老化予防の師匠になる、フランスのアンチエイジングの権威、クロード・ショーシャ先生と知り合えたことだ。

また、「エンジン01」という文化人団体に入れていただく機会があり、作家の林真理子さんや作曲家の三枝成彰さん、秋元康さんらとの交流が生まれた。彼らとかかわるなかで、17歳のときから夢見ていた映画監督への意欲も再燃し、47歳で初めて映画を撮影し、モナコ国際映画祭でグランプリもいただいた。

つまり、何歳からでも人生は変えられるし、自分の気持ち次第で若くあり続けられることを、私は身をもって体験したのだ。

私は精神科医であるが、学生時代から30年以上、受験に関する事業をやっている。多くの方に著書も読んでいただき、受験生からの相談の手紙やメールなどを受けることも多い。勉強法の通信教育もしているため、彼らの声を直接に耳にする機会は相当あると自負している。

彼らの多くは、「思春期」という時期にいる。子どもから大人にさしかかるにあたり、どんな大人になりたいのかに悩み、また、性の問題にも同時に悩む。勉強をしなければいけないのに異性が気になって仕方がない、性欲が亢進《こうしん》して仕方がないというふうに。

思春期は、子どもから大人への通過点であり、中性的な状態から、生殖可能な男と女にはっきり分かれる通過点でもある。

少子化による受験競争の緩和やゆとり教育により学業の悩みも減り、昔と比べて性体験へのハードルが低くなり、異性と付き合うことが容易になった今でも、やはり春を思う時期なのは変わりない。そして、思春期は例外なく（不運にも早逝する子どももいるが）、ほとんどの子どもが通過する人生のステージである。

一方、私の本業は、前述のように高齢者を専門とする精神科医である。

高齢者の認知症やうつ病の患者さんを多く診《み》てきたことで、老いのさまざまな「現実の姿」を知ることができた。

高齢になればなるほど心と体の結びつきが強くなるので、多少なりとも内科的なことを学んできたつもりだが、自分も50歳を超えて、自身の変化を自覚するところもあり、高齢者の臨床と自らの老いを結びつけて考えることが多くなった。ひとつは、これから本書でも紹介するが、**今、医学的に常識と言われていることは、少なくともアンチエイジングという点では逆効果になることが多い**ということだ。

たとえば、やせたほうが健康にいいと言われているが、実際には太めの人のほうが元気で若々しいことが多いし、コレステロール値も高めのほうがいい。それ以上に私が実感したのは、やはりきちんと老いの対策をしておかないと、本当に「枯れた老人」になってしまうということだ。

残念ながら、私のもとにくる高齢で認知症になる患者さんや、うつになる患者さんは、一生懸命生きてこられた方が多いが、老いへの準備については、不用意だったと思う。

時代が時代だから仕方なかったのかもしれないが、今を生きる中年男の私は、それを教訓にして、どのように老いを防ぎ、老いたらどんなふうに生きるかを考えるようになった。老いへの備えというと、金銭面や健康面の話が多いが、吉永小百合さんやタモリさんのように、見た目だけでなく、生き方も若々しい人がいることを忘れてはならないと思う。

医者というのは病気にならないための話ばかりをして、どうやったらうまく老いるかの成功例から学ぼうとしない。野球でたとえるならば、トレーナーからはケガをしない方法は学べても、そこには限界がある。やはり、うまい選手になるには、うまい人から学ばなければならないのだろう。

本書で目指すところは、なるべく老いないためにはどうすればいいのかと、将来どんなふうに老いていくべきかを、成功モデルから考えることである。

これは、病気にならないことだけでなく、どんなふうに生きたいかを考えることでもある。ちょうど思春期の子どもが大人になったらどうなりたいかを考えるように。

先にも書いたが、私自身はそういうこともあって、47歳から夢だった映画監督の仕事を始めた。

賞はいただいたものの、まだまだ思い通りにいってはいない。それでも続けていくことで若さも保てるし、98歳（公開時は99歳）まで現役でメガホンをとり続けた新藤兼人監督のように、いい老い方ができないかと模索している。

実は、私がいい老い方をしている代表的な人として尊敬している三枝成彰さん（まだ老いてもいないかもしれないが、年齢は80歳を超えている）は、同じくらいの年でオペラを始めた。

「先生、先生」と呼ばれていたのが、金集めで頭を下げて回らなければならなくなった、大金持ちが貧乏になった、といつも笑っている。

「でもね、そのおかげでこれまで出会わなかったような人と付き合うようになったんだよ」

この言葉は身にしみた。私も映画を撮るようになって、たくさんの人に頭を下げて回り、貧乏にもなったが、心は満足できている。三枝さんは私にとって、医学的なデータより、なによりの成功モデルなのである。

さて、先になぜ思春期を例に出したかというと、思春期のときに、自分がどうしたら病気にならない大人になるかを考えて「春を思う」子はまずいないだろう。やはり成功例にあこがれ、それになるにはどうしたらいいかをあがくはずだ。

そこで私は、あえて**「思《し》秋《しゅう》期《き》」という言葉を提唱したい**。

これは、「更年期」と呼ばれている時期におおむね相当する。この時期に人は、ホルモンのバランスが変わる。男性は男性ホルモンが減り、女性は女性ホルモンが減ることで中性化し、生殖期から老年期に入る。

更年期にさまざまな症状が出て、日常生活に差し支えることを更年期障害という。この更年期障害は誰にでも起こるわけではないが、更年期は誰にでもある（もちろん男性にも）。さらに、この時期から、脳の前頭葉という部分の老化が始まり、またセロトニンという伝達物質も減ってくる。

「思秋期」に人は、体も脳も大変換期を迎えるのである。下手をすると思春期よりドラスティックかもしれない。その時期に、何も「思う」ことがないと、老いは容赦なく訪れ、男を捨て、女を捨てることになる。つまり、これから先の人生を決める「分岐点」ということだ。

　私自身、それに気づいて、前述のワイン会で知り合ったクロード・ショーシャ先生に学び、アンチエイジングのクリニックを始め、また自分でもさまざまなアンチエイジングを実践するようになった。

　本書は、私の高齢者専門医、こころの専門医、そしてアンチエイジング実践家として、青年から老年の過渡期、生殖期から中性化の過渡期の生き方のヒントを提言するものだ。

　老いにも思秋期にも個人差があるから、すべての人に当てはまるとは思っていないが、ひとつでも自分に思い当たるものがあれば、有効利用していただければ嬉しい。少なくとも、何も考えず、何の対策もせずに思秋期を過ごすよりは、よほどいい結果が残ることを信じている。

『50歳の分岐点　差がつく「思秋期」の過ごし方』　もくじ

1章

50歳で一気に老ける人と若々しい人の差

2章

どうすれば、ホルモンの「枯れ」を防げるか？

3章

「脳」は何から老化する？

4章

1歳でも「外見」を若く!? 最新美容技術のリアル

5章

この食事が「体の酸化」を防ぐ

6章 思秋期からの「お金」と「仕事」

7章

この先の人生で、まだ「がまん」を続けるのか？

序章

ホルモンが
大変化する
「思秋期」を
知っていますか？

人は中性で生まれて、中性で死ぬ

人間には、体と心のありようが大きく変化する時期が2回ある。

ひとつが、10代のころの「思春期」。

もうひとつが、**40〜60歳あたりに訪れる、「思秋期」**である。

10代のころの思春期は、子どもから大人へと移り変わる時期。性ホルモンの分泌が活発になり、生殖活動がおこなえるようになっていく過程の時期だ。それまでも一応、性器の形状から男の子、女の子という区別はあったものの、人が本来的に男女それぞれの性を獲得するのは、思春期を迎えて以後ということになる。

もうひとつの思秋期のほうは、大人から老人へと移り変わっていく時期である。これはいわゆる「更年期」のことだが、「はじめに」にも書いたように、本書ではホルモンバランスだけでなく、もっと広い視点でこの時期を捉えるため、あえて「思秋期」という言葉を用いたい。

思春期を経て、人間は子どもから大人の男や女になる。大人になるとともに自分の性を獲得する。そしてそれは、思秋期で大人から老人になる際、ほうっておくと自分の性を失ってしまうということでもあるのだ。

思春期と思秋期、この2つの時期の最大の特徴は、**体のなかでホルモンバランスが大変**

化を起こし、心身ともに大きな影響を受けるということだ。

思春期には、男性なら男性ホルモンの分泌が増大し、女性なら女性ホルモンの分泌が増大する。これによって第二次性徴が起こり、より男らしい体つき、女らしい体つきへと変化していくのである。

一方、思秋期になると、それまで盛んだった男性ホルモン、女性ホルモンの分泌が減少し、自分の性とは反対の性ホルモンの分泌が増えてくる。男性であれば男性ホルモンが減り、相対的に女性ホルモンの影響が大きくなる。女性であれば女性ホルモンが減って、男性ホルモンの影響が増してくるということである。

年をとるというのは、こうして中性に近づいていく過程でもあるわけだ。

女性の場合、こうした変化に伴って閉経という現象が起きるが、たとえ実感がなくても、男性も同じようにホルモンバランスが変化している。もちろん男性であっても更年期障害が起きることがある。

こうした大きな変化は、誰しもに平等に訪れる。更年期障害、つまりこのようなホルモンのバランスの変化期に生じる自律神経系の不調は、誰にでも起こるわけではないが、更年期そのものは誰にでも起こる。もちろん、私のいうところの思秋期も誰にでも起こるのだ。

重要なのは、この時期を無為に過ごしてしまうと、自分の性を早く失ってしまう——性的な意味だけでなく、早く老いてしまいかねないということである。

「いつまでも元気に若々しくあり続けたい」

こう願うのは、多くの人が持つ共通の思いだ。

老いを遠ざけ、さらに老後を健やかに過ごすために、思秋期に入ったら、自分の老い方、あるいは、自分がどのように男、女でい続けるかを思い、考えることが必要になってくるというのが私の持論だ。

思秋期の過ごし方で「老い」を遠ざけることは可能

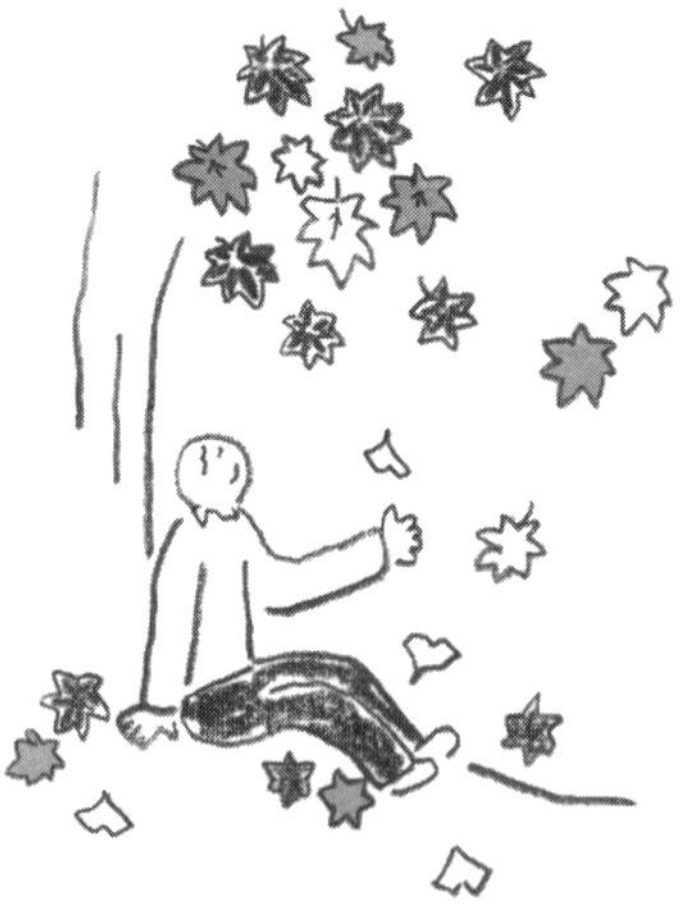

思秋期は、
大人から次のステージへ

『サザエさん』の波平は現役世代の54歳

国民的漫画である『サザエさん』の登場人物たちの年齢をご存じだろうか。

意外なことに、みんな見た目よりもずいぶん若く設定されている。

まず、主人公であるサザエが27歳（アニメ版では24歳）なのは妥当であるとするにしても、その父親の波平が54歳、母親のフネが48歳（アニメ版では52歳）というのには、驚く方も多いのではないだろうか。

うっかりすると、カツオとワカメの祖父母かと思ってしまいそうだが、カツオもワカメも２人の子どもだ。見た目はともかくとして、波平はまだ勤めに出ている現役世代なのである。

『サザエさん』の連載が開始されたのは、戦後間もない１９４６（昭和21）年のこと。それから１９７４（昭和49）年まで、じつに30年近くも連載が続いているが、その当時の40代後半から50代にかけての日本人というのは、だいたいあの２人のようなイメージを持たれていたわけだ。

日本では１９８０年ごろまでは55歳が定年とされていたが、私の子どものころのことを考えてみても、そのくらいの年代になると、やはりもう老人というイメージを持っていたように思う。

ところが、今、その年代の男性を思い浮かべるとしたら、波平のような人物をイメージするだろうか。波平の54歳というのは、現代ではまだまだ働き盛り。今は「65歳定年」を一般的とすると、まだこれから10年も働かなくてはならない年代である。

女性の場合も、40代後半と言われたときに、フネのような人物を思い浮かべるだろうか。フネの娘のワカメは小学校3年生（9歳）で、フネが39歳のときの子どもである。これは当時も今も高齢出産の部類に入るが、最近はこのくらいの年齢で出産する人はそう珍しくない。それを考えると、今の世で9歳の女の子のお母さんとして、フネのような女性を思い浮かべる人はほとんどいないだろう。

つまり昔に比べて、**日本人は確実に若くなっている**のである。いっぽうで、現役でいられる（いなくてはならない）年数が、大幅に長くなっている。もちろん、平均寿命も延びている。

波平もフネもまさに思秋期世代にあたるが、ひと昔前は、この年代ですでに老いの兆候が見られていた。それは取りも直さず、現代に生きる私たちであっても、一歩間違えば、この2人のように老け込んでしまう可能性があるということを物語っている。

昔よりも長期にわたって現役でいなくてはならない現代だからこそ、上手に老いを遅らせ老いじたくをすることが、より求められているのである。

自然に生きると、人は早く老ける

なぜ日本人は若くなったか?

日本人が年齢のわりに若々しく見えるようになった背景には、さまざまな要因が考えられる。

ひとつは、**寿命が延びたことによって、年齢的な位置付けが変わった**こと。「人生50年」と「人生80年」の時代とでは、社会的なポジションがまったく異なってくる。

たとえば「人生50年」の時代であれば、40歳にもなれば、もう長老の一歩手前という年代だ。しかし、「人生80年」であれば、同じ40歳でもまだ折り返し地点に到達したにすぎない。自分の上にまだまだ年上の人間がたくさんいると思えば、気持ちのうえでも若さを保てるのは不思議なことではない。実際、おおむね日本人全体の真ん中の年齢にあたる平均年齢（平均寿命ではない）は、1950年当時、26歳だったのが、現在は49歳くらいになっている。

もうひとつは、**栄養状態の改善**という側面が挙げられる。

厚生労働省の「国民健康・栄養調査」によると、『サザエさん』の連載が始まった1946（昭和21）年当時、日本人が1日に摂取する肉類はわずか5・7グラムだった。高度経済成長全盛期の1955（昭和30）年で、ようやく1日平均12グラム。

ステーキ1枚が150グラムだと考えたとしても、60年ほど前の日本人は1日に肉をほんのひと口か、それより少ない量しか口にしていなかったのだ。

しかし、日本が豊かになるにつれて肉の消費量も増え、バブル経済を経た後の１９９５年の段階では、１日あたり82・３グラムにまで増加している。ここでは肉を例に説明しているが、これは魚や乳製品など他の動物性タンパク質の増加においても当てはまる。

ちなみに、日本の平均寿命は、１９５０年代には主要先進諸国のなかで最低だった。それが世界一に躍り出たのは、70～80年代にかけてのこと。

これは、栄養状態の改善とぴたりと符合する。つまり、日本人の平均寿命が延びたのも、栄養状態の改善が大きく貢献していると考えることができるのである。

前述したとおり、思秋期には性ホルモンの分泌が次第に減ってくるわけだが、それ以前にホルモンのベースとなるタンパク質が摂取されなければ、体がいくらホルモンを作ろうとしても無理な話だ。結果、**タンパク質の摂取が少なければ、早く老ける**要因になるのである。

近年は、メタボに過剰な危機感を持たせて肉や油の摂取が「悪」であるかのように捉える風潮が強いが、「常識」と思われていることには意外な落とし穴があるというのを認識しておいたほうがよいだろう。

肉を摂らないのは老化の誘因

戦後日本人の1日あたりの食品摂取量（平均値）

	米類	いも類	野菜・きのこ類	魚介類	肉類	牛乳・乳製品
昭和21年（1946）	241.1	277.9	357.0	45.3	5.7	3.1
昭和30年（1955）	346.6	80.8	246.2	77.2	12.0	14.2
昭和40年（1965）	349.8	41.9	219.4	76.3	29.5	57.4
昭和50年（1975）	248.3	60.9	246.7	94.0	64.2	103.6
昭和60年（1985）	216.1	63.2	261.7	90.0	71.7	116.7
平成2年（1990）	197.9	65.3	250.3	95.3	71.2	130.1
平成7年（1995）	167.9	68.9	290.2	96.9	82.3	144.5
平成12年（2000）	160.4	64.7	290.1	92.0	78.2	127.6
平成17年（2005）	343.9	59.1	295.9	84.0	80.2	125.1
平成22年（2010）	332.0	53.3	284.7	72.5	82.5	117.3
平成27年（2015）	318.3	50.9	297.7	69.0	91.0	132.2
令和元年（2019）	301.4	50.2	368.5	64.1	103.0	131.2

（単位:g）

（注）2005年以降の「米類」が多いのは、以前には含まれていなかったおにぎりなどの加工類を2001年から含めるようになったための見かけ上の増加である

（厚生労働省「国民健康・栄養調査」より）

老化には個人差が、かなりある

私が医師として専門にしているのは、「老年精神医学」である。もう35年にわたって、老人専門の精神科医として働いてきた。

なかでも、10年ほど勤務していた浴風会《よくふうかい》病院は、日本で初めての老人専門の総合病院で、老人ホームも併設しており、現在でもまだこうした病院は全国で４つしかない。

病院に「小児科」というものがあるように、本来は老人も小児と同じくらい、成人とは異なった視点からの診察や治療が必要である。

近年、日本でも大学病院をはじめとして「老人科」を設けるところが徐々に増えてはいるが、往診やホームの患者さんを診るなど、本当の意味での老年医療の専門家は大学病院には少なく、結局は成人と同じ診察をして、名前だけになっているところが大多数だ。そんななかで、浴風会病院は老人医療の先駆けであり、そこで勤務した10年間では非常に貴重な経験ができたといえる。

たとえば、私はＣＴやＭＲＩで撮影した脳の写真を年間１００〜２００枚は見てきたが、**脳の老化には、年をとるほど個人差が出る**ことがはっきりとわかった。誰でもいずれ脳は老化していくものだが、その進行の度合いには明らかに個人差があるのだ。

脳だけでなく、臓器や骨の老化にもかなり個人差がある。普通は、70代の患者はまだ中高年とそれほど変わらず、80代になると老人医療の範疇《はんちゅう》で捉えることが必要になるのだが、人によってはまだ60代なのに骨粗しょう症で腰がひどく曲がってしまっている人、アルツハイマー病にかかってしまう人、動脈硬化によって全身の臓器がボロボロになってしまっている人などがいて、みんな同じように一律で捉えることはできない。

これらは、骨の老化、脳の老化、血管の老化などが原因で引き起こされる病気で、いわば「老化病」といえるものである。**60代であっても、ある人は骨が80代と同じくらい老化していたり、ある人は血管が80代並みに老化していたりする**わけだ。

私は合計で３０００件以上の患者さんの脳の写真を見てきたが、そのなかで言えるのは、80代にもなれば、脳の委縮が起こらない人はいないし、浴風会病院時代は脳の解剖の報告会にずっと出ていたが、アルツハイマー型の変化が多少なりとも起きていない人は、ほとんどいない。しかし、全員が認知症を発症しているわけではないのである。

動脈硬化やがんも同様で、年をとってくれば動脈硬化が起こっていない人など存在しないし、がん細胞が少しもない人も存在しない。ところが、全員が虚血性《きょけつせい》心疾患（動脈硬化によって起こる）になるわけでもなければ、がんの症状が出ているわけではない。

思秋期以後の病気は、老化の度合いによって発症するものがかなり多いのである。

臓器の老化が病気の始まり

老化の「勝ち組」になるには？

それでは、老化自体は避けられないこととしても、その個人差のあるなかで少しでも老化の勝ち組になれる方法はないのだろうか。

じつは、現在の医療はまだまだ過渡期であり、ある特定の病気にならないためのアドバイスはできても、老化を遅らせる方法や健康になるための方法は解明されていないのだ。

それどころか、**動脈硬化を防ぐためにコレステロールを減らそうとすると、かえってホルモンバランスを崩す結果になったり、血圧が高いのを薬で下げようとすると、かえって覇気が落ちてうつ病になってしまったりすることもある**。

少し説明すると、現代の医学は、臓器別に専門が分かれている。呼吸器、循環器、消化器、泌尿器などなど、それぞれの臓器に対応する科があって、大学病院などの場合たとえ同じ病院であっても横の連携はほぼないに等しい。

そんなわけだから、ある人がある大学病院で複数の科にかかっていたとすると、おととい内科で尿検査を受けたのに、今日は泌尿器科で尿検査をおこなわなければならないというようなことが起きる（さすがに電子カルテの普及でそれは減ってきたが）。

患者からすると、同じ検査をあちこちでやられるのは迷惑なだけだが、これが縦割り医療の実態である。

お粗末な医者になると、見るからに患者の顔色が悪いにもかかわらず、自分の専門分野の検査だけして、「あなたの胃にはポリープもがんもありません、よかったですね」などと言って、何の解決にもならないようなケースも往々にしてある。

要するに、**それぞれの科の医者は自分の担当する臓器しか診ていない**わけで、全身を総合的に判断するということはあまり期待できない状態なのだ。

だから、老化にしても、「動脈硬化のリスクファクターが何か」という研究はされているので、コレステロールがダメだとか、高血糖がダメだとかいうことが言われているが、これはあくまでも血管の老化に限った話。

コレステロールは、ホルモンやセロトニンなどといった神経伝達物質の材料や運搬物質にもなる。**動脈硬化を防ごうとコレステロールを控えれば、たしかに血管の老化防止には役立つかもしれないが、それによって今度はホルモンや神経伝達物質が減って、体の違う部分の老化が進む可能性だってある**のだ。

全身を総合的に考えると、ある特定の臓器の老化予防が、他の老化予防に対しても役立つのかは、現代の医学ではわからない。それどころか、最近の疫学《えきがく》データでは、こうした臓器別の老化予防法が、じつは有害なのではないかと思わせる結果すら出ている。

体はパーツごとに捉えても意味がない

まずやるべき3つの老化予防

臓器別医療によって提唱されていることが、必ずしも全身の老化予防に当てはまるわけではないという疫学データは、各章で後述したい。

ここで押さえておきたいのは、結局は自分の体は自分で管理するしかなく、現代医学が正しいとばかりは言えないということ。そして、老化の予防は思秋期から始めなくてはならないということである。

思秋期は、ホルモンバランスが変わり始めるだけでなく、意外に知られていないが、脳の老化が初めて本格的に進む年代でもある。脳のなかでもっとも早く老化がスタートするのは、記憶を司る海馬と言われる部分ではなく、前頭葉という「意欲」や「創造性」を司る部位だ。一般的には、40代ごろからこの部分の委縮が目立ち始めるようになる。

体というのは相互の連関が強いから、**ある部分が老化を始めたら、それが呼び水となって他の老化も起こりやすくなる。**

たとえば、血管が老化すれば各臓器も老化しやすくなるし、反対に臓器が老化すれば血管も老化しやすくなる。同様に、前頭葉が老化し出したら、意欲低下によってうつにもなりやすくなるし、うつになれば前頭葉の働きも悪くなりやすいものだ。

もうひとつ、思秋期になるとホルモンの減少と同時に、セロトニンという神経伝達物質

令和３年の年齢階級別自殺者数	
～19歳	750人
20～29歳	2,611人
30～39歳	2,554人
40～49歳	3,575人
50～59歳	3,618人
60～69歳	2,637人
70～79歳	3,009人
80歳～	2,214人

（厚生労働省「令和4年版自殺対策白書」より）

も減ってくる。これは俗に「幸せホルモン」などと呼ばれる物質で、精神を安定させ満足感をもたらすものだ。

このセロトニンとうつ病も相互に影響しあっており、うつ病患者には脳内のセロトニンの分泌量が少ないことが想定されている。

ここのところ2万人前後で推移しているが、日本の自殺者数は長年年間3万人を超えていた。これは交通事故で亡くなる人の6倍以上の数字である。年齢が高くなるほどセロトニンの分泌も減っていくため、自殺者数も増加する傾向にある。40代では死因のナンバー2、50代では死因のナンバー3になっており、無視できない数字だ。つまり、思秋期のころに始まる「**ホルモンバランスの変化**」「**前頭葉の萎縮**」「**セロトニンの減少**」の3つをいかに抑えるかが、老化予防の最初の一歩になるのである。

老化の連鎖をいかに防ぐかがカギ

老後のことを「思う」時期

前頭葉が老化すると、柔軟な思考ができなくなる。

前頭葉の脳腫瘍《のうしゅよう》や脳梗塞《のうこうそく》で、難しい質問に答えることができた人が、別の質問をされると同じ答えを言ってしまう「保続《ほぞく》」という現象があるが、前頭葉の老化でも考えのスイッチの切り替えが困難になるようだ。**古い価値観に縛られたり、新しい見解が受け入れられなくなる**のも、その兆候のひとつだ。

年をとると、「頑固じいさん」「偏屈ばあさん」のような人が目に付きやすいが、こうした傾向も、前頭葉の老化の結果もたらされたものだといえよう。

その一方で、若い人の話にも「うんうん」と頷き、いつも自分なりの楽しみを見出しているような、頭の若い老人もいる。こうした人たちは、前頭葉の老化がまだそれほど進んでいないと考えられる。

私も、できればそんな年のとり方をしていきたいと思っているが、もうひとつ大切だと思うのが、思秋期に入ったら、前頭葉が老化する前に老後のことをきちんと「考えて」おくことだ。

10代の思春期のころは、異性のことを「思う」時期である。性ホルモンが一気に増えるため、言ってみればセックスがしたくてしたくてたまらなくなるのである。

であるから、「どうすれば異性にモテるのか」「自分にはどんな魅力があるだろう」「自分はどんなふうに生きていくべきか」ということを真剣に考えたりする。

ところが、そう考えても答えはなかなか見つからず、自分への確固とした自信なども持ちようがないから、「勉強だけは人に負けないようにしよう」とか、「しゃべりは誰より面白くなるぞ」とか、「俺はスポーツで頑張るんだ」などと、おのおの努力しながら成長していくわけだ。エリクソンという精神分析学者は、思春期をアイデンティティ確立の時期としている。そして、そうした苦悩があってこそ、人の痛みがわかる大人にもなれる。

私が40～50代の更年期のことを、あえて「思秋期」と呼びたいのも、思春期と同じように、「思う」という過程を大切にしたほうがよいと考えているからである。

「**自分はこのまま年をとっていいのか**」「どんな老人になりたいのか」「どんなふうに死んでいくのか」といったことを、**きちんと考える**。

思春期のころに苦悩しなかった人間は、きっとロクな大人になれないだろう。同じように、思秋期に考えなかった大人は、ロクな老人にはなれないと思うのだ。

思秋期は、老後のことを「思う」時期でもある。思秋期をすぎると、もう前頭葉の老化が進んで、新しいことを考えようと思っても難しくなるし、何よりそうやって考えることが前頭葉の老化予防にもつながるのである。

老後のことは、脳が老化する前に考える

子どものような大人が増えた理由

先日、団塊の世代の人がこんな話をしてくれた。

「われわれが若いころは、婚前交渉なんてもってのほかという時代でしたからね。セックスをしたければ、早く結婚しろってことなんですよ。そのためには、いい会社に勤めるなりなんなりの将来性を確保しなきゃならない。そう考えると、若いころに頑張ったのは、早く結婚してセックスがしたかったからですね（笑）」

たしかに昔は性道徳のハードルが高く、そう簡単に異性とセックスをする機会などなかった。セックスをするためには、いろいろと思い悩み、苦労して、ちゃんとした大人になって結婚をして、それでようやく実現できたのだ。

ところが最近は、性へのハードルが非常に低くなっている。早い場合では小学生や中学生で初体験をしてしまう。わざわざ大人になるまで待たなくても、セックスが可能な環境になっているのだ。

私が思うに、近年いつまでたっても大人になろうとしない人間が増えているのは、思春期という子どもの状態でセックスができてしまうからではないだろうか。

本来は大人になるために思春期というプロセスがあったはずなのに、それに充分に苦闘することなくセックスを経験してしまうため、いつまでたっても思春期から抜け出せない。

大人にならなくとも快楽が得られるなら、多くの子は大人になろうとしないだろう。

大人から老人へと移行する思秋期も、昔より格段に長くなっているわけで、この場合も「思う」ことをしなければ、やはり老後へのプロセスが十全ではなくなるように思う。ただしこれは、思秋期に入ったら老後のことを考え、早く老人になれという意味ではない。**『サザエさん』の波平のように、50代そこそこで老境に達してしまっては、残り30年の余生が長すぎる**からだ。

１９５０年代の日本の平均寿命は男女ともに60歳代であり、死は現代より15〜20年も早かった。現代人は、昔の人より20年分、余計に生きなくてはならないのだ。

だからこそ、「自分はこのままでいいのか」と自問自答することが大切になる。無為に過ごしてしまえば、気付けばいつの間にか老人になってしまい、できることが制限されてしまう。「このまま年をとっていいのか」と考えるからこそ、思秋期世代でも新しいことにチャレンジできるわけだ。

実際、40歳をすぎてから小説を書き始めたり、ボランティア活動を始めたりした人を知っているし、**私自身、47歳にして映画監督になる夢を叶え**、『受験のシンデレラ』という作品を撮った。現代では、40代、50代でようやく人生の折り返し地点をすぎたあたり。昔と違って、まだまだ人生を楽しむ余地は大きいのである。

いくつになっても新しいことにはチャレンジできる

医療技術を「どこまで」利用するか

「このまま年をとっていいのだろうか」という自問は、生き方や行動だけでなく、健康や見た目にも当てはまる。

私にも覚えがあるが、50代に入ると風邪や怪我の治りがガクンと悪くなり、「免疫力が落ちたな〜」と実感するものである。私のまわりの思秋期世代にも、メタボ検診や会社の健康診断で引っかかって、数値を気にしている人が多い。

この年代は、健康が気になりだすのはもちろん、**見た目の「老け」にも抗《あらが》いたい**のが本音だろう。髪が薄くなるよりはフサフサでありたいし、シワシワになるよりはピンと張った肌でいたいものだ。それに、まだまだオシャレにだって気を配りたい年代だろう。

私は先ほど、「現代医学が正しいとばかりは言えない」と述べた。

しかしこれは、医学が専門分化していく過程で各臓器の老化の研究が進んだために、全身を総合的に捉えると正しいとばかりは言えない、という意味であり、現代医学が役立たずだと思っているわけではない。

実際、自分も医師のはしくれだし、病気になったときには医療の世話になるだろう。ただし、医者の言うことを鵜呑みにして治療法を任せきるようなことは、私ならしない。自分なりに情報を調べ、治療法を比較し、納得したうえで治療にあたってもらう。

それは、**大抵の日本の医者は不勉強だ**と感じているのと、自分の体を専門分化した医学知識のみに任せたくないと思っているからである。体をなるべく総合的に捉えようとすると、医者は情報の一端を与えてくれるにすぎず、結局は自分で考えるしかないのだ。

その一方で、現代医学の進歩によって、私たちはよりベターな老い方ができるようになってきたとも感じている。

たとえば、今はレーシックで老眼を気にしなくてもすむようになったし、ＡＧＡの治療薬のおかげで薄毛・抜け毛対策もできるようになった。美容皮膚科や審美歯科の進歩も目覚ましい。ホルモン補充療法や男性更年期障害の治療に対応する病院もちゃんとある。

今は、こういった技術を用いて、肉体的な老いを少しでも遠ざけることが可能になっているのだ。こうした部分は、医学の恩恵として評価すべき点だろう。

医療は万能ではないし、自分の体のことだから、自分で取捨選択ができたほうがいいというのが私の意見だ。そのほうが、人生において悔いが少なくなると考えているからだ。

本書では、そうした基準となるべき情報を、なるべく広く公平な視点で示していきたいと思う。それによって何を選ぶかは、あなた次第だ。

自分の残り半分の人生をいかに過ごすか、本書を読みながらじっくりと考えてほしい。

ベターな老い方をするために知識を身につけよう

1章

50歳で
一気に老ける人と
若々しい人の差

年齢以上に若く見える人々は「異常」か？

最近は、街を歩いていても、姉妹にしか見えない母娘や、やたらと若く見える年齢不詳の女性（たぶん中年）を目にしても驚かなくなった。

少し前に、テレビや雑誌では「美魔女」などといって、40代や50代なのに、とてもそうは見えない若さを保っている人が登場していたりした。

もちろん男性でも、てっきり30代かと思っていたら、あとで40代後半だったことがわかって驚いた、というような人がいる。

こういうとき、「今はもぅ子育てがひと段落したらあとは枯れるだけ……という時代ではないんだなぁ」としみじみと思う。

今や世界有数の長寿国となった日本だが、ほんの50～60年前までは、平均寿命が60代だった。50歳前後で子育てから解放されたとすると、当時の人の残り人生はわずか10年。つまり、子育てが終わればもう老人という認識であった。

しかし今の50代は、**ようやく育児から解放されて、ここから第二の人生が始まる**と思っている人が多いと思う。

人は早ければ40歳から、遅くても60歳くらいで更年期（思秋期）を迎えるが、この時期、ホルモンのバランスが大きく変化している。

男性は男性ホルモンが次第に減少し、女性は女性ホルモンが次第に減少する。それによって、少しずつ「枯れて」いくことになるのだが、平均寿命の延びと相応して、このホルモンが枯れる時期も昔に比べると遅くなっているのだ。

いや、昔でも、とくに権力を握っている男性などでは、年をとってもお妾《めかけ》さんを囲ったり、愛人を作ったりするというようなイメージがあっただろう。そういう人は、平均寿命が短い世の中にあっても、個人的に若さを保っていたといえる。

男性が男性らしさを保つには男性ホルモンが必要で、女性が女性らしさを保つには女性ホルモンが必要である。

つまり、**若さを保っている人は、自分の性のホルモンをきちんと保全して、枯れさせない**のである。

もし私たちが、なるべく長い期間、老いを遠ざけておきたいと思ったら、思秋期のころに始まるホルモンバランスの変化を遅らせる必要があるわけだ。

昔に比べてホルモンが枯れる時期が遅くなったとはいえ、何も意識せずに年を重ねていれば、そこには当然、個人差が大きく現れる。

そこで、とくに注意したいのが、思秋期からのダイエットなのだ。

若くあり続けるためにはホルモンを保つこと

「メタボ」信仰の国家的ウソ

昔から「中年太り」という言葉があるように、ダイエットを心がけている思秋期世代は多い。

そのうえ、２００６年ごろから言われだした「メタボ」という言葉がすっかり世に定着し、メタボ健診がおこなわれるようになって久しい。中高年男性の２人に１人が「メタボ予備軍」とも言われているから、外見上の理由だけでなく健康上でも、「ちょっとやせたほうがいいだろうなぁ」と考えている人は、かなりの数に上るのではないだろうか。

本来、**メタボリックシンドローム（内臓脂肪症候群）は、単に太りすぎの人のことを言うわけではない。**

その基準は、さまざまな議論がなされ、問題提起もされているが、今のところ「ウエストが男性85センチ以上、女性90センチ以上」であり、かつ次の３つのうち２項目以上が該当することを言う。

- ●血圧………最高血圧１３０ｍｍＨｇ以上、または最低血圧85ｍｍＨｇ以上
- ●血糖………空腹時血糖値１１０mg／dL以上
- ●脂質異常…中性脂肪１５０mg／dL以上、またはＨＤＬコレステロール40mg／dL未満

太っている人ほど、これらの数値にも異常が出やすくなるため、ウエストがひとつの基準とされているのである。

では、なぜメタボが危険なのかだが、厚生労働省のホームページにはこうある。

「日本人の三大死因は、がん、心臓病、脳卒中ですが、そのうち心臓病と脳卒中は、動脈硬化が要因となる病気です。

メタボリックシンドロームになると、糖尿病、高血圧症、高脂血症の一歩手前の段階でも、これらが内臓脂肪型肥満をベースに複数重なることによって、動脈硬化を進行させ、ひいては心臓病や脳卒中といった命にかかわる病気を急速に招きます」

つまり、メタボになると、心臓病や脳卒中のリスクが高くなるというわけだ。

そこでメタボ防止策が国策として実施され、世間でも「太りすぎは早死にする」というのが常識として見なされるようになっている。

しかし、ここで私がみなさんに提起したいのは「果たしてそれは正しいのか？」ということだ。

じつは、これを覆す統計データが出ているのである。

２００９年に厚生労働省から発表されたもので、宮城県の40歳以上の住民約５万人を対象に、12年間にわたって「体型別の平均余命」を調べた結果である。

この調査で**もっとも平均余命が長かったのは、なんと40歳時点で「太り気味」だった人**なのだ。次に長生きなのが「普通」の体型の人。さらに「肥満」と「やせ」では「肥満」のほうが４～５年も長生きしているという結果が出た。

メタボ対策から普通に考えると、当然、「やせ」の人の寿命が長いと思いがちだが、なんと一番早死にしているのが「やせ」なのである。これでは「太りすぎは早死にする」とはとても言えない。

とはいえ、太りすぎは、心臓病や脳卒中、あるいは糖尿病のリスクが高くなるのは事実だ。それなのに、なぜこんな結果が出たのだろう。

それは、心臓病や脳卒中で亡くなる日本人の割合が、全体で見ると減っているからだ。

１９８１年以降、日本人の死因のトップは「悪性新生物」、つまりがんになっている。１９５０年代から１９８０年代にかけての日本人の死因トップは圧倒的に脳血管疾患だったが、それがグングン下がって、今や心疾患と脳血管疾患での死亡者を合わせた人数より、がんで亡くなる人数のほうが多くなっているのだ。

がんは、太った人がかかりやすい病気ではないので、日本人全体の死亡率を下げようとするなら、メタボ対策にはほとんど意味はないのである。

「太り気味」の人がもっとも長生きする

太り気味の人が、男女とも一番長生き

体型別の平均余命（40歳時点、体重は身長170cmの場合）

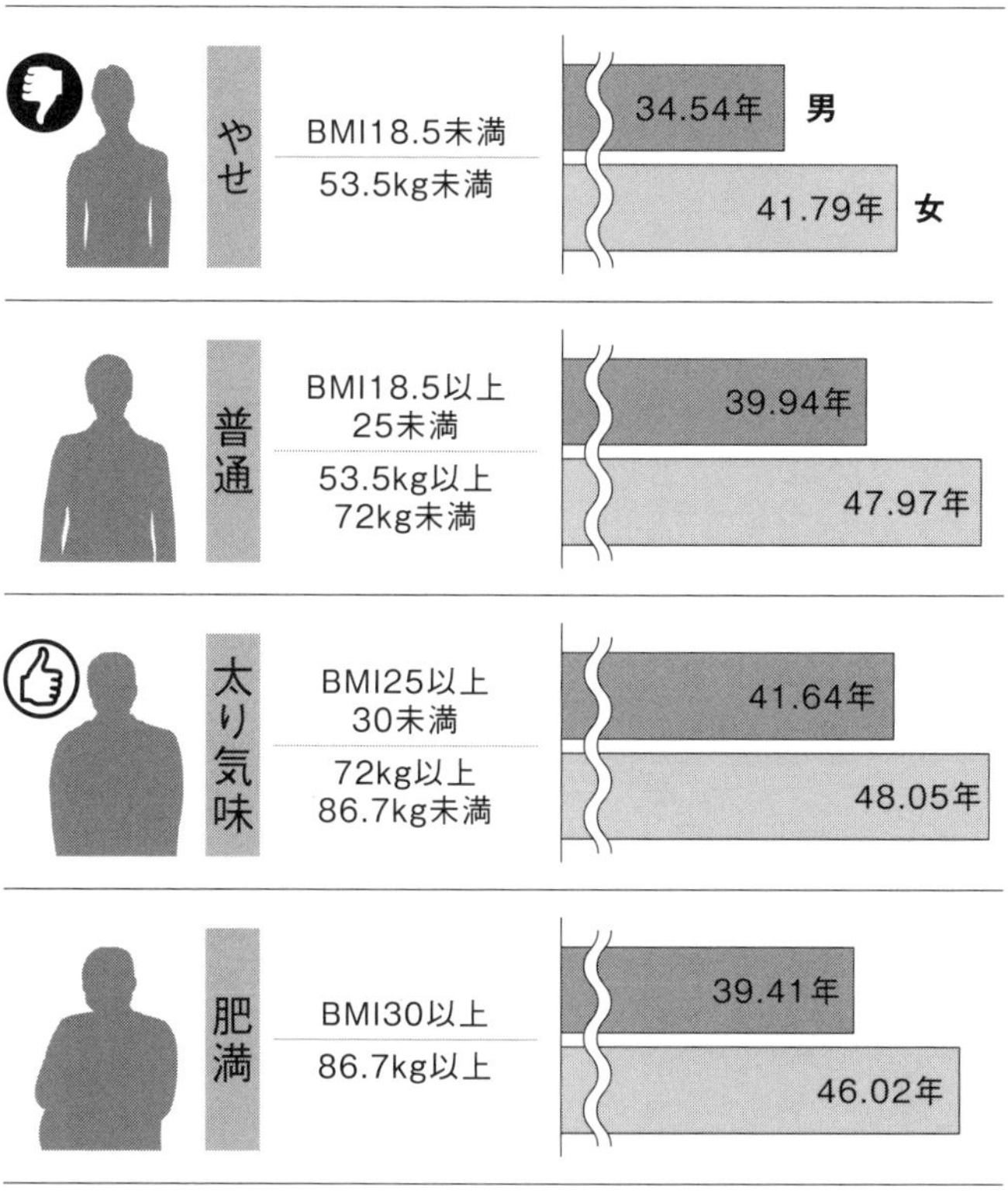

BMI＝体重kg÷（身長m×身長m）
※宮城県内の40歳以上の住民約5万人を対象にした12年間の調査
（2009年「厚生労働省5万人調査」〈研究代表者＝辻一郎東北大学教授〉

ダイエットで人は老ける

日本人の平均寿命が延び、全体的に若返っているのは、栄養状態の改善という側面がかなり大きいと私は考えているが、メタボ信仰に乗っかって不用意にダイエットなどおこなえば、また「老けた日本人」に逆戻りしかねない。

だいたい、若さを保つためには体内で性ホルモンが分泌される状態をキープしなければならないのだ。なのに、その原料となるタンパク質やコレステロールの摂取を減らしてしまえば、自ら老いへと足を踏み入れているようなものであろう。

また、**タンパク質が不足すれば、髪の毛も抜けやすくなるし、肌もザラザラ**になっていく。美容のうえでも好ましくない。

じつのところ、**日本人の食卓が欧米化してきたとはいうが、まだまだ欧米人よりも肉の摂取量は少ない**のが実態だ。

欧米人が１日に摂る肉の量は、平均３００グラム。しかし、日本人の平均値は１００グラム程度にすぎないのである。

欧米では、肉を摂りすぎているということで、１日あたり１５０～２００グラムにまで減らそうという運動がおこなわれてきたが、日本でもそれに倣《なら》って減らしてしまえば、ほとんど戦後、貧しい時期の栄養状態と変わりがなくなってしまう。

ということは、日本で言われている通説を信じて思秋期からダイエットをおこなえば、節制によって生活の質（QOL）を下げることになるだけでなく、老化を促進しかねないということ。さらに、寿命まで縮めてしまいかねない。

私としては、体格の差を考慮に入れても、日本人はむしろ**1日120～150グラムくらいまで肉の摂取量を増やすべき**だと考えている。

実際のところ、日本で盛んにメタボ予防の重要性が叫ばれているのも、お互いの国の食生活の比較や死因順位を考慮にいれない、不勉強な医師たちの「欧米の受け売り」なのだ。というのも、欧米では日本と違って、今でも心疾患が死因ナンバー1である国がほとんどだからである。

そうした国では、当然、メタボ対策が重視されるのだが、そのモデルをそのまま日本に当てはめてしまったのが、昨今の「メタボ対策ブーム」だと考えられるのだ。

肉は1日120グラム食べよう

学説は、驚くほどコロコロ変わる

メタボの指標のひとつであるコレステロールの影響についても、じつはまだ解明されていないことが多い。

おそらく、一般の人の多くは、肉を食べすぎると血管にコレステロールが溜まり、それが原因で動脈硬化が生じ、悪化すると心筋梗塞や脳卒中を起こす、と理解していると思う。

しかし、最近の研究では、**動脈硬化というのは、どうやら単純に血管にコレステロールが溜まって反応しているわけではないらしい**ということがわかってきた。

さまざまな学説が乱れ飛んでいる状況だが、たとえば血管に吸収されたコレステロールが何らかの反応を起こすのだという説があったかと思えば、コレステロールによってあるホルモンの分泌が抑制されるために起きるのだという説があったりして、あれこれとコロコロ変わっているのが現状なのだ。

今のところ、きちんとした疫学調査から導き出せるのは、

- ●コレステロール値が２５０を超えると脳卒中や心筋梗塞のリスクが高まる
- ●ところが、コレステロール値が２４０ぐらいまではかえって血管の弾性を高める
- ●コレステロール値が高いとがんにはなりにくい

●コレステロール値がやや高めの人のほうが長生きしやすい

ということだ。

学説がコロコロと変わっている状況であるから、これらのことについても「なぜそうなるのか？」というメカニズムはまだはっきりと解明されていないのだが、ともかく疫学調査の結果はこうしたことを示している。

つまりは、コレステロールにしても、あまりにも過剰に摂取すれば害になるが、普通の食事でそこまで摂取することはないので、そう目くじらを立てるものでもない、と考えられる。そもそも**コレステロールの大半は体で作られるもので、食事の影響を意外に受けないこともわかっている。**

むしろ、コレステロールがもたらすよい効果（ホルモンや神経伝達物質の原料になる、うつになりにくい、血管の弾性をアップさせる等）を考えると、メタボ対策のために食べたいものをがまんしてストレスまで溜めてしまうよりは、美味しいものを食べ、充足した気持ちでいられるほうが重要なのではないか、と思うのだ。

コレステロール値は多少高めのほうが健康にいい

日本の医者はリフォーム詐欺師

こうしたパラドックスは、コレステロールに限った話ではない。メタボ指標の残りの２つである血圧や血糖値に関しても、通説がいかに当てにならないかということを裏付けるデータがある。

まずは、血圧について紹介しよう。血圧の正常値は、最高血圧が１３０ｍｍＨｇ、最低血圧が85ｍｍＨｇ未満とされ、これを超えるとメタボ指標に引っかかってしまう。高血圧と診断されるのは、上が１４０、下が90以上となる。

しかし、この範囲内に収まる人の割合は、年を重ねるごとにどんどん減っていくものだ。厚生労働省の「令和元年国民健康・栄養調査」によると、高血圧とされる人が50パーセントを超えるのは、男性では50代（52・3パーセント）以上、女性では60代（50・1パーセント）となっている。40歳代を見ても、男性は約４割、女性は約３割の人が高血圧なのである。

さらに70歳以上になると、男女ともに約70パーセントもの人が高血圧と診断されてしまい、これでは**正常値であるほうがかえって異常**ともいえてしまうのだ。

数年前、あるテレビ番組でイタリアの医師が独居高齢者の自宅に巡回診療をしている場面を放映していた。そのとき、血圧を測った医師が言った言葉は、「１５０ですね。はい、健康です」というものだった。

ところが、日本の医者はそうは言わない。「血圧が１５０もありますね。こんなに高いと脳卒中になりかねないので、薬を出しておきましょう」となってしまう。

もともと、年をとれば血圧が多少高くなるのは当然のこと。60代や70代になれば、血圧が１５０や１６０あるのが普通で、昔からそうやってみんな生きてきた。

しかし、若者も老人も一緒くたにして血圧の正常値を決めているため、日本ではある程度の年齢になれば、みんな高血圧だということになってしまう。

もちろん、血圧があまりに高すぎれば、脳卒中など循環器系の病気のリスクは高まるが、**「血圧が高い」ということそれ自体が、即座に病気というわけではない**のだ。

それなのに、日本では正常とされる数値を少しでも超えると、すぐに薬で値を下げようとする。まだ病気にかかったわけでもないのに、患者を薬漬けにしてしまうのである。

たとえると、家の土台がまだ悪くなっていないのに、将来雨漏りするとか、白アリの温床になるなどとリスクをことさら強調して、無理にリフォームをさせるのと同じことだ。

私が日本の医者のことを「リフォーム詐欺師」と呼ぶゆえんである。

血圧が高いことそれ自体は病気ではない

「病気モデル」と「健康モデル」

かつては日本でも、適正血圧は「年齢プラス90」と言われていた。

50歳なら「１４０」、60歳なら「１５０」、70歳なら「１６０」ということで、現在の基準からするとかなり高い。

また、治療の現場でも、「高齢者の血圧は多少高くてもかまわない」と考えられてきた。しかし、日本高血圧学会は２０００年にその基準を一律に定め、さらに順次、基準の数値を下げている。２００９年には高齢者であっても上の血圧が１４０、下の血圧が90以上の人は降圧剤を飲む必要があると、治療ガイドラインを改定し、今もそれが継承されている。

こうした改定は、一応、高齢者であろうが若者であろうが、血圧が高いほうが病気のリスクが高まるという研究結果に基づいたものとされている。

しかし、「改悪だ」という批判も多く、一部には「たくさん降圧剤を処方するために、製薬会社と結託して基準を下げたのではないか」と疑う声まである。現実に、製薬会社が関与した降圧剤の比較研究で大規模なデータ改ざんが最近明らかになったばかりだ。それに、**高齢者の場合、ある程度血圧が高くても、健康へのリスクは上昇しないという疫学調査もあちこちで出ている。**

代表的なものに、アメリカの大規模かつ長期的な疫学調査である「フラミンガム研究」がある。これは、マサチューセッツ州のフラミンガムの住民を対象に、１９４８年から60年以上、今も継続しておこなわれているかなり大規模な疫学調査で、信頼性も高い研究である。

この調査では、高血圧による心血管リスクや死亡率には、加齢に伴って閾値《いきち》が上昇するという結果が出ている。

65歳から74歳の前期高齢者では、男性で約１６０ｍｍＨｇ、女性で約１７０ｍｍＨｇを超えた時点で、心血管リスクや死亡率が高まるのだという。また、別の調査では、80歳以上では１８０ｍｍＨｇ以上が閾値だという結果もある。

これらの結果から生じる疑問は、**日本で「下げろ下げろ」と言われているほど血圧を下げなくても、結局、死亡率には変わりがないのではないか**、ということだ。やはり血圧が高すぎるのは問題があるが、許容範囲が狭すぎるように感じるのだ。

日本の医療は「病気モデル」であって、マイナスの部分をなんとか適正値まで引き上げようとする。

性格でたとえるなら、〝短所〟や〝欠点〟にばかり目を向けて、それをどうにか直そうと必死になっているようなものだ。

それで、カロリーを抑えろ、肉は食べすぎるな、酒はやめろ、タバコもやめろという「がまん」ばかりを強いることになる。

しかし、私は「健康モデル」こそが重要なのではないかと思う。万能な人間などいないし、年をとれば多かれ少なかれ、体のどこかに不具合は生じてくるものだ。

私はよく言うのだが、**〝短所〟をどうにかしようと頑張るより、〝長所〟をいかに伸ばすかを考えたほうが、効率がよく、しかも人生ハッピーだ。**受験勉強でも得意科目で差をつけるような子どものほうが、苦手科目のない子どもより名門校に合格しやすいし、プロスポーツの世界でも、短所のない選手より、多少の短所があっても長所の光っている選手のほうが人気が出る。

仕事も人間関係も性格も、同じことが言える。人の魅力というのは、そこに存在するのだ。それなのに、健康にだけはそれが当てはまらないということはない。実際、検査データがすべて正常のやせ形のよぼよぼした人より、いくつか検査データに異常があるが、若々しくいきいきしているお年寄りのほうが、ずっと長生きしている印象がある（これは疫学的根拠はないが、私の35年にわたる高齢者臨床の体験から自信を持って言える）。

生命を脅かすような短所は是正するにしても、そうでないなら、〝長所〟に目を向けて、よりよい人生を考えるほうが健全ではないだろうか。

欠点ばかり見ず、長所にも目を向けるべき

降圧剤は、本当に必要か？

高血圧の治療に関して、もっとも大きな問題は、先ほども少し述べたが「血圧を下げないと脳卒中になる」などと言って、医者が降圧剤を処方すればいいと思っていることだ。そう言われれば、患者も不安になって薬を飲まずにはいられない。

だが、じつのところ**降圧剤を飲んだところで、脳卒中になるリスクはそれほど変わらないということはあまり知られていない**。

平均年齢70歳の高血圧患者４７３６人を対象に、約半数には降圧剤を、残りの半数に偽薬を飲んでもらい、６年間にわたって脳卒中の発症率を調べたデータがある。

その際、降圧剤を飲んだグループの脳卒中の発症率は６パーセント弱、飲まなかったグループは約10パーセントであった。

言いかえれば、高血圧なのに降圧剤を飲まなくても、90パーセント近くの人は脳卒中にはならなかったのだ。さらに、降圧剤を飲んでいても、脳卒中にならなかった人は94パーセントで、残りの６パーセントの人は脳卒中になってしまうわけだ。少なくとも血圧の薬を飲んでいれば脳卒中になりません、という医者の説明は嘘ということになる。

この数字を多いと捉えるか、少ないと捉えるかは、読者ひとりひとりの考え方による。

ただし、**降圧剤の副作用については留意しておいたほうがいい**だろう。

高齢者に降圧剤を飲ませると、たいてい活力が低下してしまうのだ。交感神経の緊張を薬によって恣意的に緩めたり、脳にいく血流を弱めたりするので、体がだるくなって非活動的になってしまうのである。

50代の方ですら、「血圧の薬を飲むとどうも体の調子が悪いんだけどさ、早く死にたくはないからね……」などと言って仕方なく飲んでいる人が多い。

これは考えてみれば当たり前の話で、**アクティブに動いているときや、元気いっぱいのときというのは、人間の体は血圧が上がるようになっている**。それを薬によって上がらないようにしてしまうので、つねに元気が出なくなってしまうのだ。

これらのことを総合的に考えると、個人的には少しくらい血圧が高くても、「降圧剤を飲まなくても9割の人が脳卒中にならない」と割り切って、無気力になるような薬は飲まないことを選択する。

もし残り1割に入ってしまったら不運だが、降圧剤を飲んでいても脳卒中になる可能性は6パーセントもあるのだ。だから、たとえ寿命を縮めることになっても、元気で活動的で、面白おかしく生活できるほうを選びたいと思うからだ。

もちろん、人によっては「それでも降圧剤を飲んだほうが、脳卒中になるリスクは減る」と考えて、薬を飲む選択をすることもあるだろう。

それならそれでよし、要は自分の体と人生には自分で責任を持ってあたらなくてはならないということである。

多くの医者は、そうした判断材料を患者に与えることもせず、ただ脳卒中の危険性だけを煽って薬を処方している。それこそが問題であろう。

現在、60代の36パーセント、70代以上になるとおよそ半数が血圧を下げる薬を服用している。これは薬の服用状況のなかでトップの数字である。

きちんと説明をすれば、薬を飲まないという選択をする患者も大勢いると思うのだが、**医者は説明責任を果たさず、一律に薬を処方して医療費を増やしている**のだ。

実際には、患者のなかには、医者が処方するから降圧剤はもらってくるが、体がだるくなるのが嫌で結局飲まずに、捨てている人だって相当数いるのである。

こうなると、患者も国も無駄な医療費を支払っていることになり、得をするのは薬を処方した医者と製薬会社のみということになる。

まったくもって、説明責任を果たさない日本の医者は、患者の医療費と人生を食いモノにしているという点で、罪悪は大きいと言わざるを得ない。

降圧剤を飲まなくても9割の人は脳卒中にならない

薬害エイズ事件の隠れた真相

これは余談になるが、日本の医者が説明責任を果たさないのは、もはやお家芸といってもいい。

外科の場合は、手術でミスをしたら医者自身が訴えられてしまうため、失敗の確率をきちんと説明するからまだいいとしよう。

しかし、**内科の場合、薬の副作用で人を殺したとしても、訴えられるのは製薬会社だ。説明責任を果たしていなくても、医者は痛くもかゆくもない**のである。

薬害エイズ事件のことを考えてみるといい。血友病患者の原告団から訴えられたのは、ミドリ十字と厚生省（当時）で、医師としては血友病治療の権威とされていた帝京大学医学部の安部英《たけし》元教授ひとりだけだ。

他にも非加熱製剤を処方した医師は大勢いたのに、彼らの責任が問われることはほとんどなく、賠償金だって払っていないのである。

非加熱製剤にＨＩＶ感染の危険性があるとわかったのは１９８０年代になってからだが、その時点で、血液内科医という専門家が薬の副作用について認識していないはずがない。おそらく途中からはＨＩＶ感染の危険を認識したうえで、非加熱製剤を使用していたと考えられる。

ただしそれには、一概に悪いとばかりは言えない側面もある。

非加熱製剤が用いられるようになる前の血友病患者の平均寿命は、わずか29歳だった。当時、ＨＩＶウィルスの潜伏期間は10～20年ほどだと考えられていたので、極論すれば「非加熱製剤を使わなければ、平均寿命29歳です。非加熱製剤を打てばエイズになるけど、血友病患者の平均寿命よりずっと長生きできますよ」ということになる。だから、ＨＩＶ感染という副作用があっても、それでも非加熱製剤を使ったほうがいいと判断した可能性もあるわけだ。

問題は、それを医師が患者に説明せず、ほとんど独断で治療をしてきたことだ。患者からすると、判断材料を与えられず、気付けば人生を左右する重大な副作用に陥ってしまっていることになる。

医者のこうした説明責任は問われてもよさそうなものだが、薬害エイズ事件でも問われなかった。結局、今でも同じように説明責任を果たさなくても平気だという悪習が続いている。

インフォームドコンセントなど上辺だけのことで、いまだに独断専行的な治療は多い。患者は「変だな」と思ったら、みずから医者に確認したり、自分で情報収集に励んで、自衛しなければならないのだ。

医者まかせにせず、自衛するべき

「久山町の悲劇」

さて、メタボの指標の最後のひとつである血糖値に関しても、従来の通説を覆す報告がいろいろとされている。

そのひとつが、福岡県の久山町の住民を対象にしておこなわれてきた「久山町研究」と呼ばれるものだ。

これは、１９６１年から九州大学医学部によって実施されているもので、40歳以上の全住民を対象に、受診率80パーセント、剖検率《ぼうけんりつ》80パーセント、追跡率99パーセントという精度の高さを誇る、日本における大規模な疫学調査だ。

久山町は人口約８４００人、全国平均とほぼ同じ年齢・職業分布を持っており、偏りのほとんどない平均的な日本人のサンプル集団といえる。

久山町の研究は最初は脳卒中の実態解明を目的として開始され、食事の減塩指導などで住民の脳卒中を３分の１にまで減らすことに成功。これは大きな成果といえる。

だがその後、**研究テーマが糖尿病対策へとシフトしてからは、「久山町の悲劇」と呼ばれるようになってしまった**。

久山町で糖尿病の調査を始めるにあたっては、まず１９８８年に40～79歳の住民の８割を対象に、糖尿病の有病率が調べられた。そのときの結果は、男性15パーセント、女性９・

９パーセント。

その後、14年間をかけて糖尿病対策（運動・食事指導）を実施したところ、２００２年には期待に反して、男性23・６パーセント、女性13・４パーセントへと、糖尿病の有病率が異様な増え方をしてしまったのだ。さらに、40歳以上の男性のじつに約６割が、予備軍を含めた耐糖能異常という事態に陥ってしまった。

糖尿病患者の数は全国的に見ても増加傾向にあるが、久山町の増え方ほど極端ではない。厚生労働省の「国民・健康栄養調査」によると、２００２年時点で全国の40歳以上の糖尿病患者数は、男性15・６パーセント、女性８・１パーセントである。

驚くべきことに、**糖尿病対策を指導した町で糖尿病の増加率・有病率が激増**し、そうでない市町村ではそれほど増えなかったと言えるのだ。

京都にある高雄病院の医師で、みずからが糖尿病を患ってしまったドクター、江部康二氏は、このときに実施された食事指導に問題があったと指摘している。

実際、運動療法で糖尿病が増えることは考えにくいため、食事指導に問題があったと捉えるのが自然だと思われる。

学会推奨の食事療法で糖尿病患者が増えた事実がある

「主食を抜いておかずばかり」は正しいか

それでは、久山町で推奨された食事指導の内容はというと、日本糖尿病学会が推奨する厳格なカロリー制限食で、「糖質60パーセント、脂質20パーセント、タンパク質20パーセント」というもの。

じつは、**この食事内容は、「久山町の悲劇」が起きたにもかかわらず、長年、日本糖尿病学会が推奨し続けてきた**ものだ。そのため、糖尿病患者のなかには厳しい食事制限に耐えて、きちんきちんと実行している人も多いことだろう。

不思議なことに、日本の医者は疫学調査の結果よりも、従来の理論に固執する傾向が強い。一度定めたものをコロコロと変えては威信にかかわるという思いもあるのかもしれないが、そんなことで疫学調査を軽視してもらっては困るというものだ。

前述の江部医師は「『カロリー制限重視の高糖質食で糖尿病が増えた』ということが久山町研究における紛れもない事実」として、自身は「糖質制限食」を謳っている。

「糖質制限食」とは、血糖値を上げる糖質をなるべく控えて食後高血糖を防ぐという内容だ。いわば主食を抜いておかずばかりを食べること。

糖質さえ控えれば、ステーキでも魚でもお腹いっぱい食べていいという、厳しい食事制限をおこなっている糖尿病患者からすると、夢のような話でもある。日本糖尿病学会の提唱する「糖質60パーセント」とは真逆の発想だ。

詳しい方法は江部氏のご著書に譲るが、**現在はこの「糖質制限食」が世界的にもスタンダードになりつつある**。

さまざまな研究機関で効果が認められ、アメリカやイギリスの糖尿病学会では、公式に選択肢のひとつとして告知もされている。

どちらの食事療法が正しいのか、それはまだ医学でははっきりと解明できない。

だが、「糖質制限食」は私の持論でもある「日本人は肉の摂取を増やすべき」という内容とは合致する。疫学調査の結果からも、現時点では妥当のように思われる。ただ、私は高齢者には糖質はある程度必要と考えることは付記しておきたい。

しかし、日本の糖尿病の専門医たちは、きちんとしたエビデンスが出せないにもかかわらず、あるいは、自分できちんとした疫学調査をしようともせず、従来の理論に拠《よ》って「糖質制限食」をもっともらしく批判している。

私たちは専門家が言うことをもっと疑ったほうがいいだろう。そして、専門家の言うことを鵜呑みにせず、自分で判断する努力をするべきなのである。

カロリー制限重視の高糖質食は糖尿病を増やす

マッチポンプ状態の糖尿病治療

従来、糖尿病の治療では、食事制限とインスリンの投与によって血糖値を厳格にコントロールし、正常値まで下げることが大切だと考えられてきた。

しかし、その定説を覆し、世界中の研究者たちに大きな衝撃をもたらした報告がある。それが、2008年に発表されたアメリカの「アコード試験」や、2010年にイギリスの医学誌『ランセット』に掲載された大規模調査の研究論文だ。

糖尿病患者の血糖値を厳格にコントロールして「正常」近くまで下げると、かえって死亡率が上がったという調査報告がなされたのである。

この2つの試験でも、たしかに患者の血糖値はある程度までは下げたほうが死亡率は低かった。だが、それは従来考えられていた数値ほど低くなく、もう少し緩やかな治療でよかったのである。

逆に、**あまり厳格に下げすぎると、糖尿病や糖尿病の合併症にはよくない**ことがわかった。アコード試験などは、当初5年間の追跡調査が考えられていたのだが、血糖値を厳格にコントロールしたグループでの死亡率が高すぎたことから、急遽3年半で調査を打ち切ったほどだ。

これらの試験は、糖尿病の治療において、厳格かつ急激な血糖値コントロールはデメリットになる可能性を示唆している。

もともと糖尿病患者には、すい臓でインスリンを作る細胞が破壊されてしまっている1型と、インスリンの分泌がなんらかの理由で減る場合もあるが、十分、あるいは出すぎているのに、体の細胞がインスリンの作用をうまく感知できなくなったりするために起こることも多い2型があり、日本では後者が95パーセントを占めている。

インスリンに対する体の細胞の感受性が悪くなっている場合は、本来はその感受性を高めるために、生活習慣のカウンセリングをおこなうといった治療がメインになるべきだと思うが、**日本では最近こそインスリンの感受性を高める薬が出たものの、さっさとインスリンを外から投与して薬漬けにするという強化インスリン療法がいまだに主流となっている。**

その際、点滴や食事でわざわざ糖を多量に摂取させておいて、今度はインスリンで血糖値を下げるというマッチポンプのような治療方法が一般的なのだ。こうしたやり方は、アコード試験で総死亡率が上がったと明白に認められているにもかかわらず、である。

医者は、一度免許をとってしまえば、あとは更新など何もない。新しい知見を勉強しなくても、免許が取り上げられてしまう職業ではないのだ。

その点を日本の患者はしっかりと意識しておくべきであろう。

日本の医者は、慢性的に不勉強である

「健康常識」は怪しい

結局のところ、今、世の中でまかり通っている「健康常識」は、循環器系や内分泌代謝系の医者によって推進されてきたものがほとんどだといえる。

そのため、**ある特定の疾患や病状、あるいは特定の臓器に対する影響ばかりが調べられる傾向にある**のだ。

薬によってコレステロール値や血圧を下げれば、循環器系の病気のリスクは多少、減るかもしれない。しかし、それによって全身の活力が失われたり、ホルモンバランスを乱したりする結果になれば、別の悪影響が生じてくる。

そのうえ、こうした循環器系や内分泌代謝系の研究はまだまだ途上で、仮説体系にすぎないのだ。これまで見てきたとおり、今後もどこでどう理論が変わるかわからないのである。

一方で、年をとれば性ホルモンの分泌が減るということや、血圧が多少高くなるものだということは、もはや覆りようのない真理だ。何億年も前の動物時代から続いてきたメカニズムである。

となると、数値が少し高いからと言って正常値を目指すというような、マイナス思考の「病気モデル」で生活すると、かなりしんどいことになってしまう。

それよりは、「年をとったらそういうものだ」と受け入れて、そのうえで自分が目指す対策をプラスしていくという「健康モデル」のほうが、無理がないのではないだろうか。

そう考えれば、あとはどのあたりで妥協するかということになる。

要は、「正常値でないとダメなんだ」と、飲みたくもない薬を飲み、体がだるくなっても耐え、食べたいものもがまんして……、というマイナス志向で健康を捉えるか、はたまた美味しいものを食べて好きなように生活していれば、ストレスも減って免疫力も活性化するし、うつ対策にもなる、そうすれば生活習慣病の予防にも効果があるし、老化も遅らせられる……と、プラス志向で健康を捉えるか、ということだ。

実際のところ、どちらが正しいかはまだ証明されていない。

正解がないなら、個人の選択ということになる。

私としては、断然後者をおすすめしたいが、それには「少しくらい正常でなくてもいいや」という鷹揚さと、それによって生じるリスクに甘んじること、そして自らの決断が必要なのだ。

健康はプラス志向で考えよう

細く長く生きるか、太く短く生きるか

私が「健康モデル」の考え方をおすすめするのには、もうひとつ理由がある。

それは、いくら正常値に近づけ、節制をしたところで、寿命がどれだけ延びるのかわからないという問題があることだ。

高齢者医療に携わってきた人間の感覚としては、少なくとも60代以降にいろんな節制を心がけたとしても、寿命はせいぜい85歳が86歳になるという程度ではないかと思う。

もちろん寿命には個人差があるから、一概には言えないし、あくまでも感覚でしかないのだが、やはり1～2年延びるかどうかではないか。

そのとき、**60歳で高血圧と診断されたとすると、たった1～2年寿命を延ばすために、残り20年以上も降圧剤を飲み続け、節制生活を送る**ことに納得できるだろうか。

私であれば、たとえ1～2年早く死ぬことになっても、残りの人生、面白おかしく生活できるほうがいいや、と考える。あるいは、がまんばかりしてうつ病になって、自殺でもしようものなら、寿命はそこで一気に止まってしまうんだから……と考えて、楽しく生活するほうを選ぶ。

思秋期世代は、検査数値に異常が出たり、体に不調が生じてきたりする年代である。そのとき、日本の医者が唱える通説を頭から信じてしまうと、検査結果に一喜一憂して、数

値に縛られた人生を送ることになってしまう。そのうえ、それが逆に老化を早めたり、寿命を縮めたりしてしまう可能性すらあるのだ。

ところで、WHO（世界保健機関）では、「健康」という言葉を次のように定義している。

「健康とは、病気ではないとか、弱っていないということではなく、肉体的にも、精神的にも、そして社会的にも、すべてが満たされた状態にあることをいいます」

（公益社団法人日本WHO協会・訳）

つまり、「フィジカル」「メンタル」「ソーシャル」の3つが、満ち足りた状態であって初めて、「健康」であるといえるのだ。

検査の結果が正常であるというのは、このうちのフィジカルの部分しか満たしていない。

「健康」ということを考えるのであれば、異常データを正常に戻すということではなく、今の自分をフィジカルだけでなく、メンタルにもソーシャルにもより幸せにするにはどうすればいいかという観点に立つべきであろう。

そう考えると、案外、細く長い人生よりも、太く短い人生のほうが充足していると言えなくもないかもしれない、と私などは考えるのである。

肉体的・精神的・社会的に満たされないと「健康」とはいえない

2章

どうすれば、ホルモンの「枯れ」を防げるか？

いつから老化対策は必要か？

男性なら男性ホルモン、女性なら女性ホルモンを「枯れ」させないことが、老化を遠ざけるためには肝要だと前章で述べたが、それではいつごろから対策をとればよいのだろうか。

これは個人差があるため、正解を出すのはなかなか難しいが、思秋期に入ってホルモンバランスが変化し出したら、そろそろスタートする時期だと考えるとよいだろう。

前述したとおり、思秋期は大人から老人へと移行していく時期、そして、ほうっておくと自分の性を失っていく時期である。

要は、この時期を完全に通りすぎてしまったら、「老人」になるということだ。よって、思秋期をいかに長引かせるかが、老化対策にとって非常に重要なことになる。

何事でもそうだが、失われたものを取り戻すよりは、今あるものを保つほうがずっとラクだ。

思秋期は、いわば「そろそろ性ホルモンが枯れていきますよ」という体のサイン。

これがあらわれたら、対策を講じなければ、そのまま枯れてしまうわけである。

10代の思春期の時期にかなり個人差があるように、思秋期が訪れる時期も人によってさまざまである。男女ともに、おおむね45～55歳のあたりがひとつの目安になるが、人によっては多少前後する。早い人なら40歳、遅い人なら60歳くらいと考えていいだろう。

女性なら、閉経を伴うのでわかりやすいかもしれない。閉経とは「1年以上、生理がない状態」を指すが、その10年ほど前から生理周期に不順が生じてくる。

生理のリズムが変化してきたと感じたら、「そろそろ老化対策も必要だな」と考えればよい。ちなみに、日本人女性が閉経を迎える平均年齢は、50・5歳である。

男性の場合は、40～60歳が更年期年齢と言われており、性欲減退やＥＤ（勃起不全）といった形で自覚する人が多いようだ。

しかも男性の場合、ほとんどの女性が更年期の症状を自覚するのと異なり、80歳になってもまったく自覚しない人もいるため、さらに個人差が大きいといえる。

ただし、後述するように、更年期の症状はさまざまな形をとるので、性的なものだけとは限らないことに留意しておきたい。

いずれにしても、40代に入ったらそろそろホルモンバランスのことを気にかけるようにしておくといいと思う。

40代に入ったらそろそろホルモンバランスを意識する

「更年期障害の症状」でどうなるか？

思秋期を迎えてホルモンバランスが乱れると、さまざまな症状が出てくる人もいる。

多いのが、疲労感、倦怠感、うつ状態、のぼせ、冷え、多汗、動悸など。また、頻尿や残尿感などの排尿状態に影響を及ぼしたり、肩こりや関節痛をもたらしたりもする。

さらに、血中コレステロール値が上がったり、血圧が乱高下したりする場合もある。

それと当然のことながら、セックスが億劫になったり性欲を感じなくなったりする。男性なら勃起力が弱まる、女性なら膣の潤いが減るなどの具体的な現象を伴うケースも多い。

なぜ、これほどさまざまな症状となってあらわれるかというと、**急激に性ホルモンの分泌が減少するため、自律神経が乱れ、それが全身に影響を及ぼす**からである。

また、社会的・心理的なストレスが大きい人ほど、症状を強く自覚しやすかったり、長引かせやすかったりする。

更年期の時期にすべての人がこうした症状を経験するわけではないが、女性には、昔から症状を自覚する人が多かった。このため、仕事や家事などの日常生活に支障をきたすほどになると、更年期障害と診断される。

女性の場合、9割近くの人が何らかの症状を自覚するが、そのうち更年期障害と診断されるのは2～3割だという。

男性の場合は、一般的にはあまり問題にされることがないが、それはテストステロン（男性ホルモン）の分泌低下が、**女性の場合のエストロゲン（女性ホルモン）低下よりも緩やかにおこなわれるため、症状が表に現れにくい**からだ。それで「年のせいだ」「しょうがない」と片付けられてしまうのである。

とはいえ、２００６年に亡くなったはらたいらさんが、49歳のころから男性更年期障害に悩まされ続けたのは有名な話。男性であっても、強い自覚症状が出る人もいるのだ。

ちなみに、はらさんは大の酒好きで、どれほどドクターストップがかけられていても酒をやめなかったという。休肝日はゼロ、晩年は検査にも行こうとしなかったそうだ。63歳で肝臓がんのために亡くなったが、妻のちず子さんによると、本人は「不服はない。本望だ」と語ったという。

もし、はらさんが酒をやめてせっせと検査を受けていたら、もしかすると寿命が延びていたかもしれない。しかし、それでも肝臓がんを患って、60代という若さで亡くなっていたかもしれない。

それは誰にもわからないが、「あんなに好きだった酒をやめたのにがんになった」というよりは、「好きな酒を思う存分飲めたんだから本望だ」というほうが、悔いが残らないのではあるまいか。

男性にも女性にも更年期特有の症状がある

欧米では女性の半数がホルモン補充療法をしている

さて、あまり更年期の症状がひどい場合は、ホルモン補充療法をおこなうのが一般的である。

欧米では30年以上の歴史があり、更年期女性の約半数はこの治療を受けているというほどスタンダードな治療法である。日本のお隣、韓国でも30パーセント近くの人が治療を受けているという。

これら先進諸外国に比べると、日本での普及率は著しく低いと言わざるを得ない。どうも日本人には、ホルモン補充というものに抵抗を感じる人が多いようだ。

それにはひとつ、ホルモン補充療法のリスクばかりが日本で強調されてきたという経緯も影響しているだろう。

女性ホルモンの補充療法の場合、5年以上の長期にわたって治療を受けると、乳がんが発生するリスクが少し高くなるという報告があり、かなり大きく報道された。それが「ホルモン補充療法は危険」というイメージとなって定着してしまった。

しかし、その高くなる**リスクは「1万人のうち3人程度」にすぎない**ことがわかっている。検診などと併用すれば、ほんのわずかに乳がんになりやすくなっても、死亡のリスクが上がることはない。だからこそ、欧米など先進諸国では普及率が高いともいえる。

男性ホルモンの補充療法については、目立ったリスクは報告されていないが、前立腺がんを悪化させるという説はある。

そういう事情もあって、女性の場合も男性の場合も、乳がんや子宮がん、前立腺がんなど、ホルモン依存性のがんを患っている人は、療法を受けることはできない。他にも禁忌項目があるので、クリニックできちんと説明・相談を受ければ、そう危険なものでもないのだ。

こうしたホルモン補充療法をおこなうと、更年期の諸症状の緩和が期待できるが、それに付随して**肌や髪のハリつやがよくなる**など、見た目が若返るという効果もある。

また、性欲減退や性器の萎縮に対する効果が得られるのも大きい。

生活の質（QOL）を考えると、**パートナーとのセックスは非常に重要**である。あるいは、恋愛が自分の性ホルモンを活性化させることも知られている。自分の性のホルモンを活性化しようと思ったら、相手の性が必要なのだ。男性ホルモンを活気づかせるには女性が必要、女性ホルモンを活気づかせるには男性が必要だということである。そしてそれが、自分の男性らしさ、女性らしさを保ち、気持ちも若く保つことにつながっていく。

たまに、「おばあちゃんのようなおじいちゃん」「おじいちゃんのようなおばあちゃん」という、一見すると男女どちらの性なのかわからない人がいるが、ホルモン分泌が減って中性化すると、顔つきまで男女の区別がつきにくくなってくるというわけである。

ホルモン補充療法は生活の質（QOL）を高める

コンサートで生理が復活したある女性

私の知り合いの友人で、こんな体験をした女性がいる。

あるとき、50歳前後の女性数人で連れ立って、郷ひろみのコンサートに行った。彼女は昔は彼のファンだったのだが、コンサートなど久しぶりだった。

いまどきの中年女性は若者より元気がいいくらいだから、そのコンサートでの観客の熱狂ぶりもなかなかすごかったらしい。観客はほぼ総立ちで、キャーキャー言いながら踊りまくるという状態だった。

すると翌日、なんとずっと止まっていた生理が復活したのだそうだ。

体というのは不思議なもので、**気分が華やいだり、ときめいたりするだけでも、ホルモンバランスが復活する**のである。

こうした話は意外に多く、「大好きな芸能人のことを夢に見たら、生理が復活した」というのもあれば、「仕事が忙しくてストレスの多い生活を送っていたら、まだ40代前半なのに生理が止まってしまった」というのもある。心の状態が体におよぼす影響というのは相当に大きいものだな、と実感させられる話である。

そう考えると、いつまでも若さを保っていられる人というのは、いつまでも異性への思いを捨てない人、とも言える。

産婦人科の女医さんの話などを聞くと、閉経を迎えた女性であっても、60代くらいの患者さんのうち2～3割は日常的にセックスをしており、70代、80代でもまだ行為がある人がいるそうだ。

そういう人は、やはり見た目も若く、充足した感じがするという。もちろん、若いころと同じようなセックスはできないので、ゼリーやローションを活用したり、挿入以外のコミュニケーションを重視したりして、お互いに満足できるよう工夫していくことが大切である。さらに付け加えると、**性生活の改善のためにホルモン補充療法を受ける女性も多い**。

近年、女性の性がオープンに語られるようになり、中高年女性の性にも関心が集まっている。「婦人公論」の別冊版である『快楽白書２０１１』（中央公論新社）で実施されたアンケートでは、40代以上の女性の67・1パーセントが「若いころよりもセックスが気持ちよくなってきた」と回答している。

その理由の上位は、「もっと感じたいという気持ちが強くなった」「精神的に満足できるようになった」など、精神面での充足感だ。

若いころとはひと味違った、ゆっくりなペースでコミュニケーション重視のセックスライフを送ることは、老化予防としてもおすすめしたいことである。

セックスは老化を遠ざける意味でも有効

更年期は新たな性を組み立てるチャンス

女性が欲望を素直にあらわせる風潮が生まれてきていることは、男性にとっても喜ばしいことだ。

その一方で、男性側にも、女性の体の変化を理解して寄り添う姿勢が求められる。

ベストセラーになった『女医が教える本当に気持ちのいいセックス』（ブックマン社）を著した産婦人科医の宋《ソン》美《ミン》玄《ヒョン》さんは、あるインタビューで「更年期は新たな性を組み立てるチャンス」だと述べている。

セックスをする際、「相手にもっとこうしてほしい」と思っていても、なかなか言い出せないのはよくあることだ。更年期の体の変化は、そういう要望を切り出すきっかけとしても使えるのである。

「更年期を迎えて体が変わってきたから、こんなふうにセックスしたい、してほしい」と言うのは、何も変化がない日常よりも口にしやすい。

性のことはなかなかデリケートな問題だけに、「こんなこと言ったら、相手とのセックスで自分が満足できていないと勘違いされないか」とか「相手とセックスしたくないと受け取られないか」などと、気苦労も多い。

しかし、「私、更年期で膣が乾燥気味になってきたから、ゼリーを使いたいんだけど」

とか「更年期で膣も狭くなってきたみたいだから、ゆっくり動いてほしい」というのは、相手との性生活を前向きに捉えながらの発言だから言いやすいし、相手も素直に受け入れやすい。

男性も同様で、お互いが自分の体の変化を口実にして、性についての対話をしていくことが、中高年以後はとくに求められると思う。

また、セックスレス夫婦が5割以上にも上ると言われる日本では、**更年期を口実に性生活の復活のチャンスを図る**ということもできそうだ。

更年期の辛《つら》い症状を緩和させるために、お互いに体をマッサージして触れ合う習慣を作るところから始めて、対話をする時間を増やしていく。そうやって自然と行為に持っていくことができればしめたものである。

セックスレスからの復活には努力が必要になるだろうが、パートナーとの触れ合いが今後もずっとなくなってしまっては寂しいという人も多いだろう。

更年期は、大きな変化が起こる時期だからこそ、性生活の復活・改善などドラスティックな改革が一番しやすい時期ともいえるのだ。

体の変化を口実に、相手に要望を伝えよう

昔、日本人はいくつになっても恋をしていた

とはいえ、「長年、パートナーとの性交渉がないから、今さら求めにくい」という人も多いようだ。

そういう場合は、外に相手を求めることになるが、老化予防の観点から考えると、それも選択肢のうちのひとつだろう。

不倫浮気を推奨することになりかねないので、あまり大きな声では言えないが、**恋をするだけでも性ホルモンの分泌が増える**ので、人間いくつになっても恋愛は大切だともいえる。

老人ホームに入っているすっかり枯れてしまっているようなおじいちゃんでも、意中のおばあちゃんができると、体も頭もシャッキリするというのはよく言われる話だ。

おばあちゃんだって、たまにキレイにお化粧をして口紅なんかを差してあげると、それだけで元気になってイキイキしてくるものである。

私としては、浮気や不倫はいいことだともいえないが、個々人が個々人の裁量でする分においては、悪いことだとも決して思っていない。

昔の日本には性に対して鷹揚な文化があり、男性も女性も欲望を自然なものだと認められていた（ただし武家社会だけは女性の性が抑圧される傾向にあった）。

農村では夜這いや祭りに乗じてのフリーセックスが各地で普通におこなわれていたし、江戸文化研究者の田中優子さん（法政大学第19代総長）によれば、その際、女性から誘うということも多々あったという。昔の日本人は、男女ともに自由に性を謳歌していたわけで、多少うらやましくもある。

それが「悪いこと」になったのは、明治時代に欧米からキリスト教のものの見方が入ってきてからだ。

キリスト教では、「セックスは子どもをつくるためにあり、快楽のためにおこなうべきではない」というのが聖書の説く教えであるから、性行為は夫婦のみに限る、夜這いなどとんでもない、もちろん男色や衆道などあってはならないこと、とされたわけである。ちなみに、カトリックでは中絶も固く禁じている。

このとき作られた価値観が現在も日本の主流を占めているのだが、少し昔に目を転じてみると、**今の常識が日本の伝統の常識ではなかった**ことがわかって面白い。

私などは、あまり軽はずみにセックスをするのは、病気や妊娠のリスクからいって望ましくないとは思うが、キリスト教のように四角四面に考えるのも味気ない。

どちらにしても、セックスや恋愛は脳も喜ぶ快体験である。トキメキがある人のほうが、老いない生き方ができるというのは事実なのだ。

快体験はホルモンバランスにとっても、脳にとってもいい

「バイアグラは心臓に悪い」は本当か

男性の場合、勇気を出して女性を誘って、ようやく口説き落として、ベッドイン。幸せな時間が待っているはずだったのに、肝心の自分のモノがしおれたまま。なだめてもすかしても元気になってくれない……。

こんな残念な結果に終わることもままあることだ。

こんなふうに自分のモノが役立たないということが、性交チャンスの75パーセントを占めるようになると、ＥＤ（勃起不全）と診断される。セックスを試みて、そのうちの4分の3回が空振りに終わる状態である。

ＥＤも男性の更年期障害のひとつだ。人によってはかなり深刻な悩みを抱えることになり、現実に精神科の診断基準にも記載されている。ペニスは男性のシンボルともいえる器官であるから、それが機能を失ってしまうというのは大きな喪失感につながるようだ。

しかし、ものは考えようでもある。

ＥＤの場合、性器の老化現象であることは間違いないのだが、性欲が衰えていないのであれば、男性ホルモンそのものが減っているわけではないと考えられる。

男性ホルモンが減っていれば、性欲自体あまり起きないため、ＥＤであろうがなかろうが、勃とうが勃たなかろうが、ほとんど気にならないはずなのだ。

ということは、セックスの際にはバイアグラなどのＥＤ治療薬を使用すればすむ話である。

そもそもバイアグラは、性欲を高める薬ではなく、勃起を促進させるだけの薬である。性欲がない状態では効きめが得られないし、バイアグラを服用することで性的な気分が高揚するわけでもない。だから、性欲があるという状態を喜ぶべきであろう。

ちなみに、「バイアグラは心臓に負担がかかる」と思っている人も多いようだが、じつは**もともと心臓病治療のために開発された薬**である。その途中で、勃起という副作用があることがわかり、そちらが主作用に転じたのだ。

バイアグラの改良版ともいえるレヴィトラやシアリスも同様に、血管内皮細胞の機能を高め、血管を若返らせるという、よい意味での副作用（これがもともと期待された作用である）がある。

とはいえ、心臓に持病を抱える方にとっては、使い方や併用している薬によってはリスクが高まるので、主治医に相談してみることだ。

私の知り合いの大学教授の医者は、2日に1度、健康のためにシアリスを飲んでいるそうだ。血管が若返れば動脈硬化の予防にもなるので、こうした使い方も今後は一般的になってくるかもしれない。

ＥＤ治療薬には血管を若返らせる効果がある

「週に2回の射精」が健康の秘訣？

「バイアグラは心臓に悪い」という誤った思い込みや、「薬に頼ってまでセックスするなんて……」というネガティブな考え方があるためか、日本では欧米諸国に比べてED治療薬の売れ行きが極端に悪い。

日本ではホルモン補充療法の普及も遅れているので、「こうしたことは自然に反する」という抵抗が他の国よりも強いのかもしれない。

しかし、**「セックスがしたい」という気持ちがあるのなら、さっさと治療を受けて薬を処方してもらうほうがいい**と私は思う。

あるいは、男性ホルモンの量そのものが少なくなっている場合は、ホルモン補充療法を受ければよいと思う。

男性ホルモンの補充療法は、飲み薬や注射のほか、陰のうや皮ふの薄い部位に直接薬を塗る方法もあり、「朝勃ち」が回復するなど、性機能の回復や性欲の向上を図るのに有効である。

さらに、男性ホルモンのテストステロンには、脳の認知機能を高める効果があるので、頭が冴えて活動的になれるというおまけもついてくる。

もし、「まぁ年だから、このまま自然に任せておけばいいや」と考えるなら、それはそれでよいだろう。しかし、体の機能は使っていないとどんどん衰えていくので、そのまま「枯れ」ていくのは間違いない。

もっとも、60歳以上の男性を対象にした性欲調査では、80〜90パーセントの人に性欲があるという結果が出ているから、思秋期早々に「もう枯れてもいいや」と思う人は少数派であろう。

これは男女ともに言えることだが、**あまりセックスしない人よりも盛んな人のほうが、更年期を迎える時期が遅い**ことがわかっている。それだけホルモンバランスが長く保たれるというわけだ。

また、男性の場合、週に2回射精をしている人と、月に1回射精をしている人とでは、前者のほうが前立腺がんにかかりにくいという報告もある。

いずれにしても、今やセックスは「後ろめたいこと」「秘め事」ではなく、人生を謳歌するためのものである。生活の質（ＱＯＬ）を高めるためには欠かせない要素のひとつだ。そして、男女をつなぐ大切なコミュニケーションのひとつでもある。

今は昔とは違ってこうした治療法があるのだから、前向きに取り入れることを検討してみてもよいのではないだろうか。

セックスを謳歌すると健康にもよい

40歳をすぎたらうつ病に要注意！

ここまで、男性ホルモン、女性ホルモンをいかに保つかということを述べてきたが、精神科医としては、ホルモンバランスが変わることでもっとも重要な問題だと思うのが、うつ病に関することである。

厚生労働省の「患者調査」でも、うつ病患者数がもっとも多い年代は、男女ともに40代、50代である。

31ページに掲載した「年齢階級別自殺者数」をもう一度見ていただくと、40代以降は自殺者が非常に多いことがわかるだろう。自殺者の5～8割はうつ病患者だといわれていることを考えると、40代以降はいかにうつ病を遠ざけるかが、健康と長寿のために必要だということだ。

40代以降のうつ病は、更年期障害とも密接な関わりがある。性ホルモンの分泌量が低下することで自律神経のバランスが乱れやすくなるからだ。また、うつ病があると更年期の自覚症状が悪くなるという考え方もある。

それに加えて、この年代は社会的・環境的な変化も大きい。

たとえば男性は、管理職になって職場でより大きな責任を負わされるようになったり、上司と部下に挟まれて人間関係のプレッシャーが大きくなったり、あるいは成果主義・能

うつ病・躁うつ病の総患者数

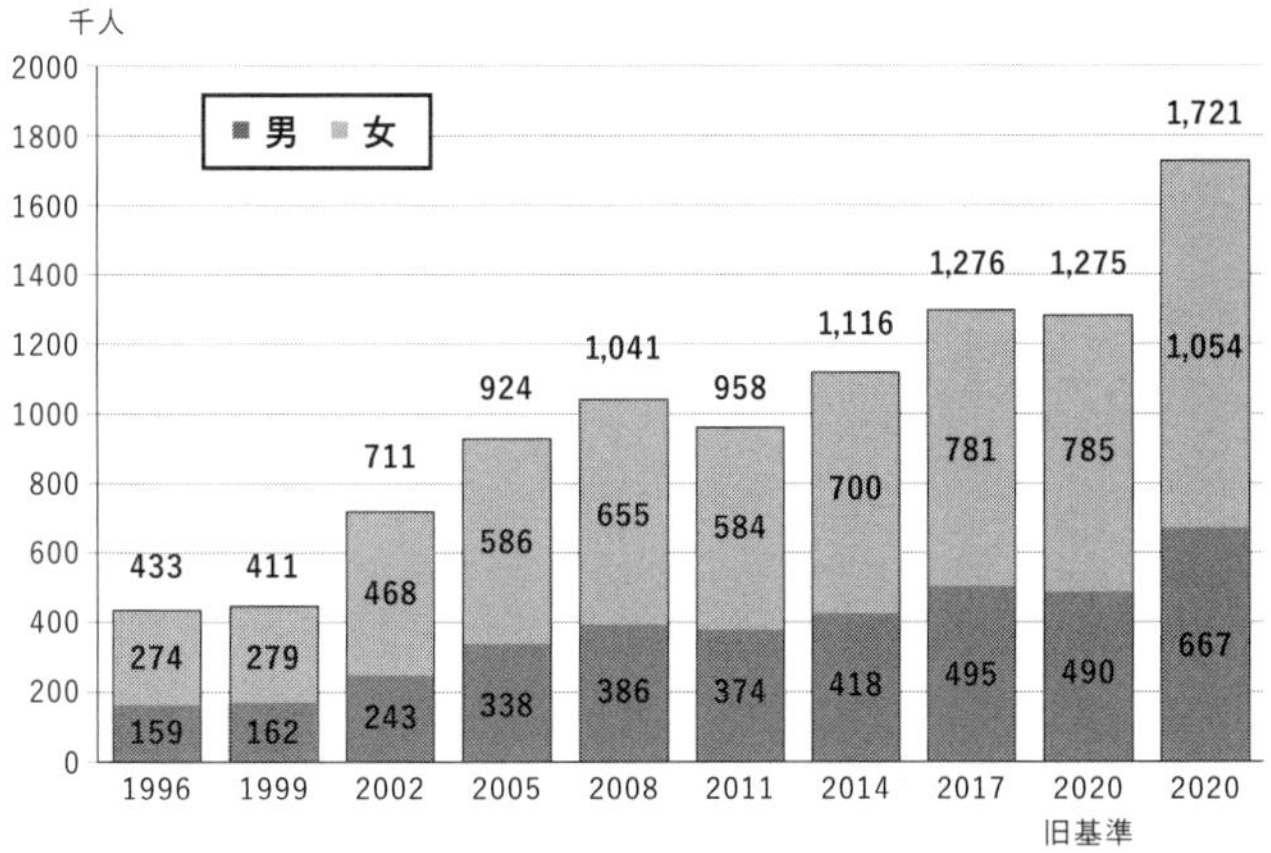

男女年齢別総患者数（2020年10月）

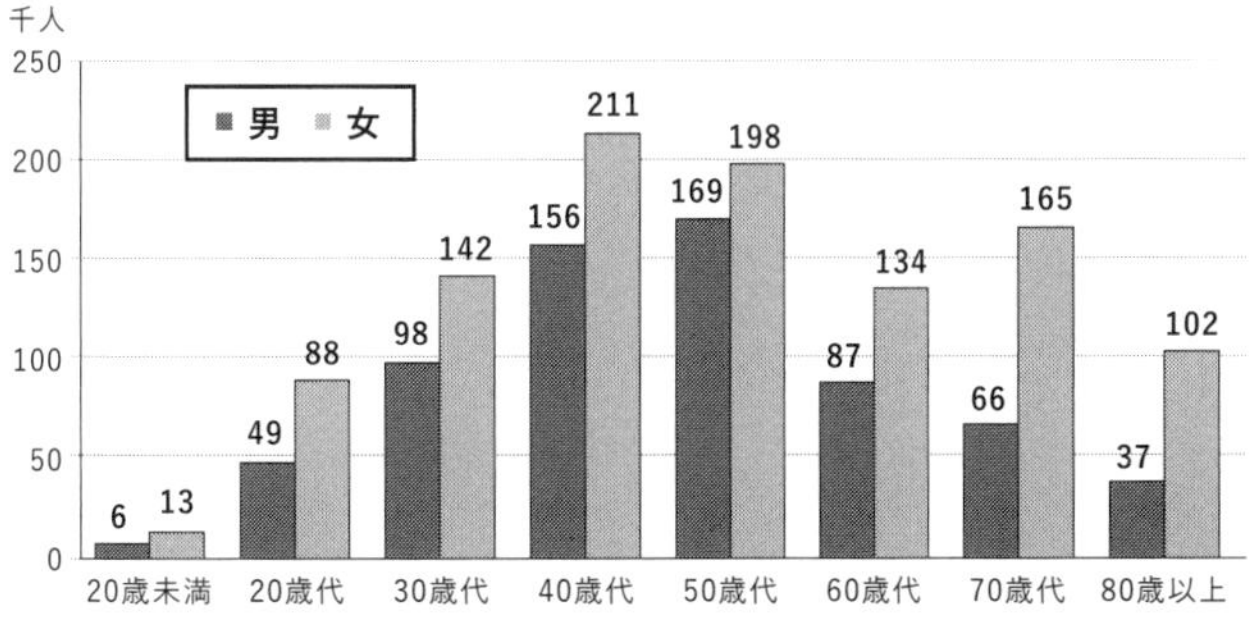

（注）各年10月調査。「気分［感情］障害（躁うつ病を含む）」（1CD-10:F30-F39）の総患者数であり、うつ病及び躁うつ病（双極性障害）の患者が中心。総患者数とは調査日に医療施設に行っていないが継続的に医療を受けている者を含めた患者数（総患者数＝入院患者数＋初診外来患者数＋再診外来患者数×平均診療間隔×調整係数(6/7)）。「2022旧基準」は推計患者数の推移から当図録で算出した平均診療間隔旧基準の総患者数（未尾の「総患者数とは」参照）。2011年調査は東日本大震災の影響により宮城県（2008年1.6万人）のうちの石巻医療圏、気仙沼医療圏及び福島県（2006年1.9万人）を除いた数値である。

（資料）厚生労働省「患者調査」

力主義などの導入で精神的な余裕を失ったりする年代だろう。

女性の場合は、子どもが大学受験や就職で苦労していたり、逆に子どもが自立して家庭での役割に変化が起きたり、親の介護が始まったりする。仕事を持っている場合は、男性と同様のプレッシャーにさらされることにもなる。

こうした**社会的・環境的要因と、思秋期特有の体や脳の一大変化によって、うつ病になる人が男女ともに増加するのがこの年代**なのである。

うつ病は決して治らない病気ではないが、やはりなってしまうと精神的に辛い日々を送ることになるので、ぜひ予防を心がけておきたい。

体が辛いときは無理せず休み、何か悩みがあるときはひとりで抱えないこと。まわりに話せる相手がいないときは、カウンセラーでもなんでも利用すればいい。

そして、ホルモンのバランスを整えて、体の面からうつ病を防ぐ対策も必要だろう。

更年期うつ病はホルモンバランスを整えることも大事

「なんとなく元気が出ない」という男性更年期

とくに男性に注意していただきたいのが、うつ病によく似た症状をもたらす「**男性更年期障害**＝ＬＯＨ（加齢男性性腺機能低下）症候群」だ。

これは男性ホルモンであるテストステロンの低下によってもたらされるもので、「なんとなく元気が出ない」というところから始まって、抑うつ、不眠、肩こり、頭痛、疲労、筋力低下などの不調があらわれる症状である。いわば、更年期障害の男性版である。

つい**「年のせい」とだましだまし生活してしまいがちだが、悪化すると日常生活にまで影響をおよぼすうえ、本当のうつ病も合併しやすい**非常に厄介な症状だ。「毎日、疲れがとれないな」「体も心も元気が出ない」と感じている男性は、ＬＯＨ症候群を疑ってみるべきかもしれない。

男性ホルモンのテストステロンは、性機能や筋力の維持だけが役割ではなく、最近の研究では、脳の海馬の神経シナプスに影響を与えたり、内臓脂肪の蓄積を抑制したり、血管機能を高めたりすることもわかっている。

つまり、テストステロンが減ると、脳の認知機能が衰え、ストレス耐性が低下する。また、内臓脂肪が蓄積されやすくなり、男性でも胸がぽっちゃりしてくるなど太りやすくなるし、血管疾患のリスクまで高まってしまうのだ。

男性ホルモンは加齢によって減少するのだが、じつはストレスによっても減ってしまうことがわかっている。

40代以降、仕事などで強いストレスを抱えたままにしておくと、加齢とも相まって男性ホルモンが減少していき、それによってまたストレス耐性が減り、さらに男性ホルモンが減るという悪循環のループへと陥ってしまう。

これを**改善するには、ホルモン補充療法がもっとも効果的**だ。うつ病に似た症状が出ている場合でも、単にうつ病の治療をするだけではほとんど効果が見られず、ホルモン補充療法をするとめきめきと治まっていくのである。

男性ホルモンを体内に増やしてあげるだけでこうした症状が消えるのだから、ホルモンというのは本当に、心や体にとって重要な役割を果たしているのがよくわかる。最近では世界各国で、ＬＯＨ症候群の対策がとられるようになってきている。

日本では主に泌尿器科や男性更年期外来で治療が受けられる（ただし、すべての泌尿器科で対応しているわけではないので、下調べが必要）。「元気が出ない」という人は、無理をしてうつ病などを合併する前に、専門医に相談してみてほしい。

「年のせい」とごまかさず、男性更年期を疑ってみよう

なぜ中高年女性だけが元気なのか？

ちなみに、男性ホルモンというのは女性にも分泌されていて、もちろんそれも女性の心身に影響を及ぼしている。

女性の体内で働くテストステロンは、だいたい男性の3分の1程度。

しかし最近、**更年期以降はテストステロンの分泌が増えることがわかってきた。**

たとえば、みなさんも、ひげが生えたおばあさんを見かけたことはないだろうか。

テストステロンは、男性のひげを濃くしたり、筋肉を発達させたりといった「男らしさ」を形成するホルモンだ。ひげが生えたおばあさんは、更年期以降にエストロゲンの影響が弱まり、テストステロンの影響が高まったのを体現しているとも言える。

〝**ひげのおばあさん**〟の話にメリットを感じる女性はなかなかいないと思うが、テストステロンはただひげを濃くするだけではなく、さまざまな機能を持っていて、女性にとっても嬉しい効果が多い。

まず身体面では、筋肉や骨を形成し、内臓脂肪の蓄積を防ぐほか、平衡感覚を保ち運動機能を向上させてくれる。

精神面では、好奇心を刺激して新しいことにチャレンジしたり、合理的な判断をもってリーダーシップを発揮したり、ゲームやスポーツなどでの競争心を高めるといった活動をサポートしてくれる。

とくにこの精神面での働きが重要で、中高年以降、男性よりも女性のほうが元気なのはそれが影響しているのではないか、とも考えられる。

わかりやすく言うと、太古から男性の役割が「狩り」であったように、テストステロンは「攻撃性」をアップさせる性質があるのだ。それにともなって、積極性やアグレッシブさ、負けず嫌い、リーダーシップ、ストレスへの耐性といった性質につながるわけだ。

ということは、男性も女性も「ホルモンが減る」「前頭葉が衰える」「神経伝達物質が減少する」といった老化現象は同じなのだが、女性の場合はテストステロンの影響が強くなるので、**男性よりもアクティブでいやすい**ことになる。女性は年齢を重ねるほど強くなっていくが、ある意味、それが女性の有利な部分であるとも言えるし、こうしたアクティブな生き方が、うつ病の予防になるという考え方もある。

ただし、老化によって、女性の場合もテストステロンが少しずつ減少していくのは変わりがない。元気に年をとるためには、女性ホルモンと同時に男性ホルモンも低下させないように、次のページ以降に紹介している生活習慣を心がけるとよいだろう。

テストステロンの機能は女性にとっても重要

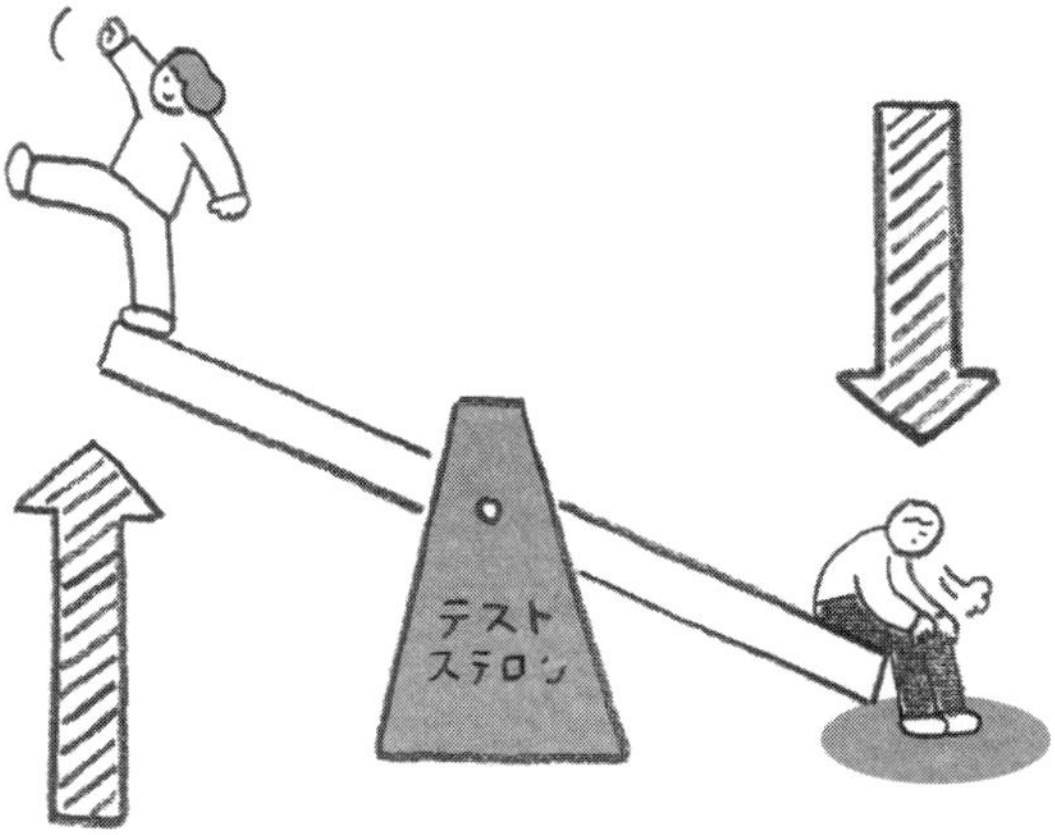

テストステロンの影響で、
女性はアクティブに

60歳をすぎると女性ホルモン分泌量は男女で逆転

女性の体内で働く男性ホルモンが3分の1であるのと同様、男性の体内でも女性ホルモンが3分の1程度働いている。

女性ホルモンのエストロゲンは、女性らしい体をつくったり月経をコントロールしたりするだけでなく、骨を形成したり、脳の認知機能を高めたり、血管を若々しく保ったりと、これまた女性だけでなく男性にとっても大切な役割を果たしている。

年をとると、骨粗しょう症になる女性は多いが、男性にはあまりいない。**50歳以上の女性で骨粗しょう症になるのは、3人に1人と言われ、発症率は男性の約3倍とされている。**

これは、エストロゲンの分泌が、女性の場合は更年期をすぎるとガクンと減ってしまうのに対し、男性の場合はゆるやかに減少していくためである。エストロゲンのなかでも作用が強いエストラジオールという物質は、55歳で男女同じくらいになり、60歳になると男性のほうが女性より2倍も多くなると言われている。意外なことに、高齢になると、女性と男性とでは、女性ホルモンの分泌量が逆転するのだ。

エストロゲンは、骨の健康を守るのに欠かせないホルモンでもあるから、女性のほうが骨粗しょう症になるリスクが高くなるというわけだ。

また、認知症の患者は1対3の割合で女性のほうが多いと言われているが、これも女性が長寿だからというだけでなく、エストロゲンも関係しているとされる。**エストロゲンが多い人はボケにくい**のである。

閉経前の中年期にホルモン補充療法をおこなった女性は、認知症になる割合が26パーセントも減ったという報告がある。ただし、高齢になってからのホルモン補充は、認知症のリスクを逆に高めるという説もあるので注意が必要だ。

エストロゲンは「美人ホルモン」とも言われて、女性にとっては美しさを保つために必須のホルモンである。**「恋をしている女性は美しい」と言われるが、これは事実**で、エストロゲンが分泌されると、肌や髪がしっとりし、瞳が潤い、ついでに女性器も潤いを増してセクシーになるのである。「体内を潤すホルモン」ともいえる。

あまりに長期間エストロゲンの分泌が続くと、乳がんの発生リスクが増えるといわれているが、45歳未満でエストロゲン欠乏になると、閉経後のQOLが下がるだけでなく、生存率まで下がり、骨粗しょう症や認知症にもなりやすくなる。

思秋期を迎えるまでの間に、そして思秋期の最中に、どれだけエストロゲンを豊かに保てるかが、老後の健康にも関係してくるのである。

中年期に女性ホルモン量を増やしておくと老後の健康にも役立つ

性ホルモンは「脳」で作られる

じつは、性ホルモンの低下をどうすれば防げるかというのは、まだ医学的にはきちんと解明されていない。しかし、有効と思われる方法はいくつかあるので、ここではそれを押さえておこう。

まず重要なのが、**「脳を使う」**ことである。というのも、従来の理論では男性ホルモンや女性ホルモンはすべて精巣、または卵巣で合成され、血液によって脳に運ばれると考えられてきたのだが、最近の研究では脳（海馬）のなかでも独自に合成されていることがわかってきたからだ。

海馬が独自に作り出す性ホルモンは、血液によって運ばれてくる性ホルモンよりも10倍程度も高濃度だという。つまり、海馬を元気に保って性ホルモンの分泌を促すことが、もっとも効率よく性ホルモン低下の防止になるということだ。

海馬は「記憶」を司る器官で、わりと簡単に活性化しやすい。単純な計算や連想ゲーム、パズルなどでも活性化するし、失恋や失敗といったネガティブなことでも活性化する。

ただし、ネガティブなことは、いかに前向きに考えるかというのが大切だ。暗い気持ちで引きこもってばかりいては、海馬は活性化されない。

旅行に行ったり、新しい音楽を聴いたり、映画を観たり、美味しいものを食べたりといった、刺激のある環境でいることが非常に大切で、やはり**若々しく活動的でいることが海馬にとっても性ホルモンの分泌にとっても、よい効果をもたらす**のである。

ちなみに、会話でも海馬は活性化するが、あまり意味のない雑談ばかりではたいした効果は望めない。知的な会話、知的な思考のキャッチボールが大切である。

ところで、旅行や観劇、食事などはすべて快体験だが、〝快体験そのもの〟ともいえる恋愛やセックスももちろん効果が高い。こうした快体験がなぜホルモン分泌に影響するのかというと、感情とホルモンは強く結びついているからである。満足感を得たときはセロトニンが出るし、「よし、がんばるぞ！」と意欲が湧いているときはドーパミンが出る。快感を得られればエストロゲンが出るし、「彼女をデートに誘うぞ」と意欲的なときはテストステロンが出る。

逆に、ストレスを感じていれば、他のすべてのホルモンの活動性を低下させてしまうとされるコルチゾンというホルモンが出てしまう。

ということは、自分を楽しませるように日々、面白おかしく暮らしていれば、ホルモン分泌は良好になるということ。結局のところ、小さなことにくよくよせず、楽しんで日々を送るという姿勢こそが、精神面だけでなく肉体的でも老いを遅らせる秘訣になるのだ。

日々を楽しめばホルモン分泌はよくなる

男性はたまねぎ、女性は大豆を

もうひとつ心がけたいのが、**性ホルモンの材料となる食材**をしっかりと摂ることだ。これは、前のページで述べた「脳を使う」ことにもよい働きをもたらすので、一石二鳥の方法なのだ。

どんな栄養素が性ホルモンの材料になるかというと、じつは**コレステロール**なのである。テストステロンもエストロゲンも、コレステロールを原料にして合成されているのだ。

そのうえ、脳もコレステロールを大量に必要とする器官であることをご存じだろうか。脳内には電流が流れているので、漏電しないように絶縁体が必要である。その絶縁体の役目を果たしているのが、神経細胞を取り囲んでいる脂質なのだ。この手の脂質は電流を流さないからである。

高齢者の場合、**コレステロール値が大幅に下がるとボケやすくなる**ことが知られているが、こうしたことが影響していると考えられる。コレステロールの控えすぎは、健康にも脳にも悪影響を与えるのである。

また、男性ホルモンのテストステロンは、**たまねぎに含まれる含硫アミノ酸**が合成を誘導すると考えられている。マウスに4か月間、たまねぎから抽出したエキスを与え続けたところ、テストステロンの値が約2倍にまで高まったという実験結果があるのだ。

ただし、たまねぎを切って時間をおくと、たまねぎ自体が持っている酵素によって、含硫アミノ酸が分解されてしまう。酵素は熱に弱いので、加熱する場合は切った後なるべく早く調理するようにするとよいだろう。

女性ホルモンのエストロゲンについては、よく言われるように**大豆**が効果的である。大豆に含まれているイソフラボンが、女性ホルモンと同じような働きをするからだ。

日本には**豆腐や納豆**など、大豆製品が豊富であるから、骨粗しょう症や動脈硬化の予防のために、閉経後の女性にとっては積極的に摂ってほしい食材だ。なお、閉経後に大豆イソフラボンを摂取しても、乳がん等の発生リスクは上昇しないことが確認されている。

また、「幸せホルモン」の異名を持つセロトニンは、充足感をもたらしてくれる重要な脳内物質で、うつ病の予防効果も高い。これが体内にたくさんあると、エストロゲンの分泌量も増えると考えられている。

セロトニンは、タンパク質に含まれるアミノ酸の一種、トリプトファンから合成される。良質なタンパク質を多く含んでいる大豆製品は、その意味でも重要なのである。

食事に気を使って、ホルモンバランスを整え、若さを保つ。そのためには、巷《ちまた》で言われているように「コレステロールは減らせ」というのはむしろ逆効果なのである。

ホルモンにとっても脳にとってもコレステロールが重要

「思秋期デビュー」を目指そう

現代社会では、実年齢より若く見える人というのは結構いる。

ちょっと思いついただけでも、明石家さんまさんや桑田佳祐さんが67歳、吉永小百合さんに至ってはなんと78歳だが、彼らの顔を見てから実年齢を聞くと、驚くばかりであろう。バラエティ番組などで活躍中のデヴィ夫人も83歳である。

みんなひと回りは若く見えるし、下手をすれば50代でも通ってしまいそうだ。

私が思うに、こうした人は思秋期からの性ホルモンのバランスがいいに違いない。精力的に見えるし、肌つやもいい。男性ホルモンも女性ホルモンも両方とも多そうなイメージである。

もちろんここで「有名人のようになれ」と言いたいわけではなく、私が言いたいのは、思秋期は自分をステップアップさせる最後のチャンスだということだ。芸能人みたいに若いころから人の注目を集めているような人でなくても、**思秋期なら大変化を遂げることが可能**だからだ。

「高校生デビュー」「大学生デビュー」「社会人デビュー」といった言葉を耳にするが、それなら「思秋期デビュー」があってもいいのではないかと思うくらいだ。

若いころ地味で目立たない存在だった人が、思秋期以降、はつらつとしていきいき生活している人がいる。

昔は美男・美女の陰に隠れていまいちパッとしなかったが、彼らがどんどん老け込んでいくなか、ひとり若々しさを保っている。異性もたくさん寄ってくる。

ホルモンバランスに気を使えば、そんなふうに年を重ねていくことも夢ではないのだ。

思秋期は、人生のターニングポイントのひとつである。残りの人生の長さを考えれば、ここで「デビュー」したほうが、若いころよりもむしろお得であろう。

大切なのは、ホルモンを「枯れ」させないこと。恋をして、美味しいものを食べて、ハッピーな気分を保ち、必要ならホルモン補充療法を受けることも視野に入れていく。

そうやって思秋期を充実させることが、そのあとの老後の健康にもつながっていく。肉体的にも精神的にも、元気で楽しい老後を送ることができる。

だからこそ、思秋期をいかにすごすかが、非常に重要なのである。

「もう年だから」「老けるのは仕方ない」とやりすごさず、この最後のチャンスをぜひうまく活用していきたいものだ。

思秋期はステップアップの大チャンス

3章

「脳」は何から老化する?

「物忘れ」より怖い「感情の変化」

意外に思われるかもしれないが、人の老化は「知力」や「体力」よりも、まず「感情」から始まる。

「物忘れが激しくなった」とか「人の名前がパッと出てこない」「計算スピードが遅くなった」というのが「知力」の老化。

「昔に比べて走れなくなった」「歩くとヨロヨロする」などというのが「体力」の老化だ。

一方、「感情」の老化とは、「よし、やってみよう！」「がんばるぞ！」という自発性や意欲が低下したり、「怒り出したら止まらない」「ずーっと泣いている」という具合に感情のコントロールがきかなくなってしまう状態のことである。

一般的には、知力や体力の衰えから老化を実感する人が多いと思う。

「あれ？　あの女優さんの名前が出てこない」とか、「最近、階段の上り下りがキツい」という経験を幾度も繰り返すと、「自分も年をとったなぁ」と実感する。記憶力や体力の衰えは実感しやすいからだ。

しかし実際には、感情の老化のほうがずっと先に進んでいる。というのも、知力や体力を担う諸器官よりも、**感情を司る脳の前頭葉のほうが、老化がうんと早い**からである。

人間の脳は、年をとれば誰でも縮んでいく。それは生理的な宿命である。老人専門の精神科医として、これまで何千枚も高齢者の脳の写真を見てきた私の実感でも、脳が縮んでいない高齢者はいないと断言できる。

そのなかで一番早く縮み始めるのが前頭葉で、40〜50代で縮み始めてしまう。

ところが、言語機能を司る側頭葉は確かに多少縮むが、機能はかなり保たれるし、計算やパズル、知能テストなどで使われる頭頂葉は60〜70代になってからようやく縮み始める程度。記憶を司る海馬が縮み始めるのも70代ではっきり委縮している人は少ない。

作家の先生方を見てみるとよくわかる。80代になっても新作を出せる人がいるように、言語機能や計算能力といった脳のソフトウェアの部分は、年をとってもなかなか衰えないようにできている。言語能力などは、認知症を発症しないかぎり影響が出ないといってもいい。

つまり、**知力や体力などよりも、前頭葉の老化を真っ先に食い止める必要がある**わけだ。前頭葉の老化を放っておくと、脳も体も見た目も、前章で述べたホルモンバランスも、すべてが加速度的に老いていってしまうことになる。

「感情」の老化をいかに食い止めることができるか、この章ではその方法について述べていきたい。

怒りや悲しみをがまんできない中高年

老いて勉強する人、しない人の差

前頭葉は、大脳の前方に位置する部分で、思考、意欲、感情、性格、理性などを司っている。

簡単に言うと、新しいことにチャレンジする意欲や、新しいものを生み出す発想力、自分とは違う価値観や考え方に対する柔軟性、新しい環境に飛び込む機動力、感情の切り替えなどが、前頭葉によってもたらされるものである。

感情というと、「泣く」「笑う」「怒る」といった原始的なものをイメージしがちだが、前頭葉はもっと微妙な感情の処理や、それに基づいて高度な判断をおこなう部位だ。

「泣く」「笑う」「怒る」といった原始的な感情は、脳の辺縁系というところが司っており、こちらは高齢になってもなかなか衰えることはない。脳がかなり縮んでいる認知症の患者さんでも、楽しいときは笑い、イヤなことがあれば腹を立てるのが自然である。

高度な感情とそれに基づく行動を形成する器官だからこそ、前頭葉の老化にはなかなか気づきにくいという特徴がある。

たとえば、前頭葉が老化すると、**新しいものごとへの対処が苦手になってしまう**。まったく新しい職場環境に異動になったり、これまでとは違う仕組みが導入されたりすると、前頭葉が対処できずおろおろするだけになってしまうのだ。

ところが、前例踏襲型の仕事であれば、前頭葉がどれだけ衰えていようが、いつも通りにおこなうことができるのである。

経理の人であれば経理の仕事ができ、事務の人であれば事務の仕事ができる。書類も作れるし、計算もできる。何か問題が起こっても、これまでと同様に処理できる。前頭葉がいくら衰えていても、ずっとやってきた仕事はサクサクこなせるのだ。

だから、普通に生活しているかぎり、前頭葉の衰えはなかなか自覚できない。しかも、40～50代というとまだ若いので、脳が衰えてきているなんてつゆほども疑わない。

しかし、**衰えを放っておくと、前頭葉はどんどん老化**して、いずれは突発的なできごとや新しいできごとに取り組みにくくなっていく。また**意欲や好奇心も衰えていく**。そうなれば、人生の幅はとても少ないものになってしまう。

新しい場所に出かけるのも億劫、新しい料理を食べに行くのも気が進まない、新しい意見に耳を傾けることもしたくない、突発的なアクシデントに臨機応変に対応することもできない……というのでは、人間的な魅力は半減してしまうというものだ。

まだ若いのに、すでにそうした兆候を感じている人もいることだろう。でもそれは、まだまだ挽回が可能なのである。

前頭葉の老いは自覚しにくい

数学者の賞味期限は30代まで

「数学者が困難な証明をモノにできるのは30代まで」とよく言われるが、それは前頭葉の老化ともあながち関係がないわけではない。**40代になって前頭葉が衰え始めれば、新しい発想、柔軟な考え、独創的な応用力といった才能が発揮されにくくなる**ので、それまでの間に大発見ができなければ、後は鳴かず飛ばずになる可能性が高いということである。

あるいは、たとえ大発見ができていたとしても、40代以降は同じクオリティでの証明作業に取りかかることが困難なため、それ以後は後進の育成や一般向け書籍の執筆に力を注ぎがちになるということだ。

数学者のように日頃から前頭葉をフル回転して使っている人たちですら、40代以降はその力が衰えてしまう人が圧倒的に多いのだ。そこまで頭を使っていない一般人など言うに及ばず、である。

ところが、まれに、40歳をすぎていても世紀の大発見をする数学者がいる。

たとえば、数多くの才能が挑んできたにもかかわらず、３６０年の間、誰も証明できなかった「フェルマーの最終定理」を１９９５年に42歳で証明したアンドリュー・ワイルズ。

それに、現代数学でもっとも難問と言われた「ＡＢＣ予想」を証明する論文を２０１２年に43歳で出した望月新一教授などがその筆頭であろう。

彼らの前頭葉は衰えを見せる兆しがないどころか、若い世代よりも活発に働いていたに違いない。新しい発想、独創的な考え方で〝世紀の大発見〟をものにしたわけであるから、前頭葉が縮んでいるはずがないのだ。

そもそも、前頭葉が縮んでくると「意欲」というものが失われてしまうのだから、〝世紀の大発見〟といった困難なことに立ち向かっていく気などとても起きない。

ただ放っておけば老化してしまう前頭葉でも、こんなふうに働きを保つことも可能なのである。

私たちはとくに〝世紀の大発見〟をしなければならないわけではない。普通よりも少し、前頭葉を若く保つことができればよいのだ。そう考えれば、それほど難しいチャレンジとも思わないだろう。

どうすればいいかというと、**前頭葉が完全に衰えて意欲を失う前に、新しいことにどんどん挑戦して、つねに前頭葉を刺激し続ければよい**のである。

新しい楽しみ、新しい喜び、心を揺さぶる刺激的な体験を次々に見つけて、前頭葉が衰えるすきを与えないこと。これに尽きるだろう。

前頭葉が老化する前に何か新しいことを始める

年寄り臭くなる人の「感情」の変化とは

老化と聞いて、真っ先に思い浮かぶのが足腰の衰えだという人は多いだろう。

しかし、意外なことに、**現代の高齢者の肉体的な機能は、若いころと比べてほとんど遜色がない**のだ。

もちろん、20歳のときと同じスピードで走れるとか、昔バク転ができたからといって高齢になってもできる、というのはいくらなんでも無理である。

しかし、通常の速度で歩いたり、最大酸素摂取量を維持したり、という基本的な力に関しては、若いころとほとんど変わりがない。

東京都の「高齢者の生活実態」（令和2年度）では、歩行能力を含めた日常生活動作（ＡＤＬ）を調査しているが、歩行について「ひとりで全部できる」と回答した人は、65～69歳で男女ともに96・5パーセント、75～79歳と年齢が上がっても男性で91・7、女性で87・5パーセントと、高い能力を維持している。

また、**「最大酸素摂取量」**だが、たとえば自転車に乗って坂道をこぐと、次第に息が上がって苦しくなってくる。最後には「もうこれ以上無理！」という限界に達するが、このとき1分間にどれくらいの酸素を取り込むことができるか、という数値が最大酸素摂取量だ。

もちろん、何もせずじっとしていれば、年齢が上がるにつれてこの数値は右肩下がりになっていく。ところがある程度、活発に動いていれば、年齢がそこそこ高くなってからでも、若いころとそれほど変わらない数値を維持できるのである。

これらのことからわかるのは、普通に歩いたり、階段を上ったり、自転車をこいだりといった基本的な体力に関しては、高齢になってもそれほど落ちないということだ。

反対に、これまで述べてきたように、「感情」は若いうちから目に見えないところで老い始める。

つまり、感情が老化するから老け込んでいくのであって、肉体や知力は思ったほど年をとっていないといえる。**感情の老化を防げば、かなりの若々しさを維持できる**ことになるのである。ついでにいうと、感情が老化すると、意欲が落ちて、肉体や頭を使うことが減るので、その点でも肉体や頭が老けこむということにつながっていく。

実際、感情の老化が進むと、どんどん年寄り臭くなっていく。

前頭葉の機能が低下して、意欲や自発性がじわじわと衰えていくと、それが表情や姿勢にあらわれるからだ。

こうした人は身なりにも気を使わなくなるし、体型維持や美容などにも興味が湧かなくなってほったらかしになる。そのため、年齢以上に老け込んで見えるのである。

基本的な体力は年をとってもそれほど衰えない

一番危ないのが「使わない」こと

意欲が衰えれば、頭や体を使わなくなると書いたが、ここでひとつ注意していただきたいのが、**高齢になればなるほど、使わなくなったときの衰え方が激しい**ということだ。

若いころは、脚を骨折して1か月寝ていても、ギプスが取れたら次の日から歩ける。多少、体力が落ちていたとしても、寝たきりになってそのままということにはならない。

ところが、高齢者が脚を骨折したり、風邪をこじらせたりして、1か月寝ていたら、結構な確率で寝たきりになってしまう。元のように歩くためには長期間のリハビリが必要だったり、最悪のときには、体は悪くないはずなのに起き上がることすら困難になって、そのまま寝ついてしまったりする。

脳の機能も同様である。若者が1か月、何もせずにベッドで横になっていたからといって、ボケることはまずない。

しかし高齢者が同じことをすると、あっという間にボケたようになってしまう。風邪をこじらせたとか、転んで捻挫したといって1~2週間寝ているだけで、脳が委縮して坂道を転がるようにしてボケが始まってしまったりするのだ。

性機能だってそうだ。やはり年齢が高くなってくると、使わなくなったときの萎縮が激しい。

このように、使っていないために体の機能が衰える現象のことを「廃用」という。最近では**「生活不活発病」**とも呼ばれる。

若くてもなるケースもあるが、やはり年齢が高くなるほどなりやすく、衰えるスピードも速い。回復するまでにも時間がかかる。

これが若者と高齢者のもっとも大きな違いで、**基本的な体力や知力は若者とそれほど変わらないのに、いったん使わなくなると短期間でガクンと能力が落ちる**のが高齢者の特徴なのである。

それゆえ、年をとればとるほど、「使い続ける」ことを意識していく必要がある。

前頭葉の場合、縮んでくると意欲が低下してくるが、そういう自覚がある人ほど、ちょっと発奮して何か新しいことにチャレンジしてみることだ。

といっても大げさに考える必要はなく、たとえば旅行など、動き出すまでは億劫かもしれないが、いざ行ってみれば確実に楽しいとわかっているようなことでいいのである。

無理やりにでも行動してしまえば、前頭葉が刺激され、意欲が湧いてくる。すると、また違う何かがやりたくなって、また前頭葉が刺激される。

こうしてよいスパイラルを自ら生み出していこう。

多少、億劫でも動いてしまえば前頭葉の刺激になる

「スポーツが体にいい」は迷信

今の世の中では、「健康のためには体を動かしたほうがいい」というのが定説になっている。

これはもちろん間違いではないが、私の考えでは、**歩く、座る、家事をするといった日常の動作に対して言えることであり、わざわざスポーツをするというふうに捉えるべきではない**と思っている。

というのも、スポーツは体にとって害になることも大きいからだ。

私たちは酸素を吸って生きている。吸い込んだ酸素は、糖と脂肪を燃やしてエネルギーに換えるのに使われる。

しかし、このときおこなわれる燃焼は不完全なため、フリーラジカルという非常に不安定な物質を生み出してしまうのだ。フリーラジカルとは、対であるはずの電子をひとつ失って、反応しやすくなっている物質のこと。呼吸や紫外線によって生じるフリーラジカルは、活性酸素とも呼ばれる。

フリーラジカルは足りない電子を他からもぎとって安定しようとするが、この作用が体のなかで働けば、さまざまな細胞が傷付けられることになる。これが老化現象をもたらすひとつの原因と考えられている。

私たちの体は酸素を絶対に必要とするから、呼吸によって発生するフリーラジカルから逃れるすべはない。いわば、酸素は人に命を与えるものであるのと同時に、人の体を「錆び」つかせるものでもあるわけだ。

このように、普通に生活しているだけでもフリーラジカルが発生するのに、激しいスポーツをおこなえばどうなるか。フリーラジカルの大量発生である。

結局のところ、**激しいスポーツは体を「錆び」つかせて、老化を進める要因にもなる**のだ。オリンピックに出るようなスポーツ選手の体は、激しいトレーニングによってボロボロになっているというのはよく言われる話である。

もしスポーツをやるなら、あくまで趣味としてやるべきであろう。健康のためにわざわざ無理してやるものではないというのが私の考えである。

趣味として考えれば、リフレッシュ効果やストレス解消効果、体力アップなど、よい面もたくさんある。

しかし、やりたくもないスポーツを「健康のため」と考えてやるのは、必ずしも体のためになるとはいえない。あまりに動かずにいると「廃用」が起こるが、フリーラジカルを大量発生させない程度、日常生活の動作を活発にするだけで充分ではないかと思う。

運動は「歩く」「座る」「家事をする」で充分

運動よりも「頭」を使え

思秋期世代以降は、とくにスポーツに注意が必要だ。

私たちの体も、みすみすフリーラジカルに傷付けられるのを黙って見ているわけではない。自分の体のなかで、フリーラジカルと闘うための酵素を作り出しているのだ。

たとえば、スーパーオキシドジスムターゼ、ミエロペルオキシダーゼ、カタラーゼといった酵素には、体内でのフリーラジカルの被害を減らす作用があることがわかっている。体がこうした抗酸化物質を充分に産生できていて、食事からもフリーラジカルに対抗できる栄養素を摂っているなら、フリーラジカルはそれほど怖いものではない。

しかし、年をとるにしたがって、これらの酵素の数が減ってくる。思秋期世代以降の人にとくにスポーツがおすすめできない理由はここにもある。

もし、趣味としてスポーツをやるなら、食事から抗酸化作用のある栄養素を摂るようにして、足りない酵素を補うようにしたほうがいいだろう。

抗酸化作用のある栄養素は、**ビタミンC**、**ビタミンE**、**アミノ酸**、**タウリン**、**亜鉛**、**セレン**など。これらの物質は、自らがフリーラジカルとくっついて安定させてくれるため、体への被害が減るのである。

もちろん、スポーツをやらない人にとっても、こうした栄養素を摂ることは、体の「錆び」つき防止になる。

その一方で、思秋期世代以降は、スポーツよりもむしろ「頭」を使うほうに意識を向けたほうがいいだろう。

私は小説家をはじめ、さまざまな文化人といわれる人と付き合いがあるが、彼らを見ていても、**頭を使ってものごとを考えている人は総じて若く見える**というのがある。

体だけ鍛えても、前頭葉が老化していれば見た目は老ける。意欲も枯渇していって、無理して鍛えることになりかねない。

反対に、前頭葉が若ければ、意欲満々で体を動かすのも億劫ではない。表情もいきいきとして、さまざまなことに楽しみながら取り組める。

小説家のなかには、1日中書斎にこもって運動しないわ、生活リズムはめちゃくちゃだわ、愛煙家でタバコをぱかぱか吸うわ、酒や美食に目がないわ、という不健康の極みのような人も多いが、そんな人のほうが却って若々しく見えたりするから不思議だ。

私などは、そういう人は前頭葉が若いから生活が充足し、生活が充足しているから前頭葉も若返るのではないかとひそかに考えている。

ちなみに、タバコは「百害あって一利なし」といわれているが、少なくとも「一利」はある。

それは、タバコを吸う人のほうが自殺者が少ないという統計データがあることだ。

タバコに含まれるニコチンは、ドーパミンの分泌を刺激して、精神安定ややる気アップといった作用をもたらす。

つねに快感物質であるドーパミンが大量放出されている状態なので、喫煙者はうつ病にかかりにくいといえる。

ついでに言うと、ギャンブルにもドーパミンを大量に出させる作用があり、タバコもギャンブルも依存性が強いが、それはこのドーパミンの快感に脳が抗えないからなのである。前頭葉が委縮していると依存症になりやすいので中高年以上の人は、要注意だ。

その一方、タバコには明らかなリスクもある。

発がん性物質だし、喫煙者は動脈硬化や肺気腫といった重大な疾患にかかる率も急上昇する。**喫煙はフリーラジカルを発生させる原因**でもある。

とはいえ、60代、70代にもなると、タバコを吸い続けようが禁煙しようが、それほど生存率には影響がなくなるというデータもある。タバコの毒に強い体質なのか、その人特有の遺伝子のおかげなのかはわからないが、タバコを吸っていても70歳近くまで無事に生きられたのなら、今さら禁煙してもそうリスクは変わらないのだ。

問題は、60代より若い人だ。若い人ほど喫煙のリスクが高いので、喫煙をするならよくよく考えることをおすすめする。

年をとったら、フリーラジカルには抗酸化食品で対抗する

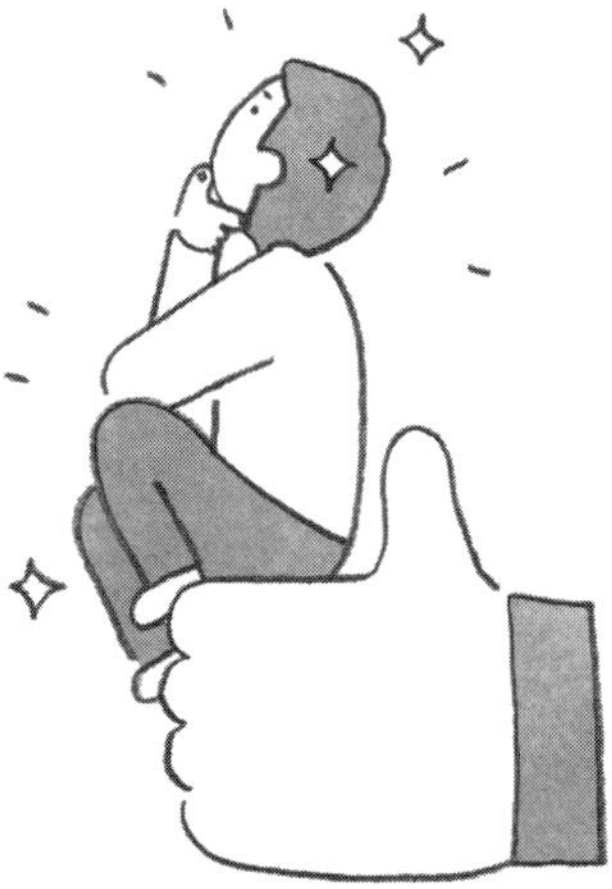

体より脳を動かし、
考え続ける人は若々しい

勉強は一生の趣味になる

「思秋期には頭を使え」と書いたが、どう頭を使えばいいのか迷うところだろう。

私としては、**思秋期以降にきちんと勉強するかどうかで、その後の一生が決まる**と考えている。

確かに医学的にみると、勉強をしているからといって、認知症の予防になるとは断定できない。著名な学者や小説家、あるいは、レーガンやサッチャーのような大物政治家でも、アルツハイマー型認知症の病魔に襲われている。

ただ、認知症でもないのに、認知症のようになることは防ぐことはできる。私も浴風会病院時代に、脳の解剖にかなりの数で立ち会っていたが、生前、完全にボケたようになっていたのに、脳の変化はほとんどないケースを結構見た。おそらくは、脳を使っていないうちに、廃用が起こって、認知症に見えるレベルにまで脳の機能が低下したのだろう。

実際、認知症になった人を私はかなりの数で診てきたが、その後、脳をきちんと使っていると進行が遅いのは明らかなように思える。認知症になると意欲も低下することが多いので、放っておくと頭を使わなくなって、よけいにボケるのだ。

おそらく**アルツハイマー型の脳の変化が起こっても、頭を使っている人のほうが認知症になるのが遅れる**ようだ。認知症の前段階と言われる軽度認知障害は、脳のトレーニングで認知症の発症をかなり抑止できるそうだ。アルツハイマー型の脳の変化は防げないが、それが起こってからの認知症の発症や進行は頭を使うと遅らせられるのだ。

また、55歳以上の人については、年をとっても知的機能が高い人は、その後の生存率が高いことも、アムステルダム郊外の地域住民調査で確かめられている。

要するに**勉強は、長寿法や脳の健康法になる**のだ。

それ以外にも、思秋期に勉強をしておくとキャリアアップにもつながるだろう。たとえばマネジメント術を学ぶだけで、会社で生き残るのに有利になるだろう。また、勉強をして資格を得られれば、定年後も食べていける。

フロイトは83歳で亡くなる一年くらい前までは研究に没頭していたし、私の留学先の創設者のカール・メニンガーは、96歳まで現役だった。精神分析はこんなに年をとっても続けられるが、臨床心理士の資格をとって心理職をやるのは、むしろ年長者に向いているかもしれない。私が勤めていた大学院にも思秋期世代、定年後世代の学生は少なくない。

それ以上に、歴史探訪にせよ、古文書を研究するにしても、ＩＴ技術を得るにしても、勉強は、一生の楽しみにできる。定年後も退屈せずに、「面白い」と思いながら生きていける。若い人の尊敬も受けられるかもしれない。

勉強を生涯の友にするのはまさに思秋期のサバイバルのコツである。

勉強は長生きや生きがいにつながる

覚えるより「アウトプット」を重視する

以前、いまだに東大生協で一番売れていると言われる名著『思考の整理学』（ちくま文庫）の著者の故外山滋比古さんと対談したときに、「定年以降は勉強するな」と言われてびっくりしたことがある。

これは文字通り「勉強するな」という意味ではなく、**「もう詰め込むのはやめよう」**という意味だった。読書などで新しい知識を入れるインプット型の勉強はやめて、これまで頭に入れてきたものを、もっと発信したり、思考してオリジナルのアイディアを出そうという意味である。

実は、私も、まったく同感である。

ひとつには、思秋期以前から始まっていることだが、人間というのは、年をとるほど、新しいことの記憶が困難になる。仮に資格試験の受験勉強をするにしても、教科書や用語集などの記憶に力を入れるより、過去問でアウトプットのトレーニングをしながら、出ることに絞って覚えるようにしたり、必要なことの理解に努めるほうが、明らかに脳の特性に合っている。**年をとり、人生経験も豊富になれば、理解力もアップしているので、アウトプットと理解重視の勉強が有利**だ。

実際は、人間は忘れるのでなく、引き出せなくなるという考え方が、今は強い。久しぶりに訪れた土地で、「あ、見覚えがある」と街並みを見て感じるのは、脳には書き込まれていたが、実際にその風景を見るまで、引き出せなくなっていたということである。

年を重ねるにつれ、余計な書き込みが増えるから、久しぶりに会った人の名前が出てこなくなったりするのだ。

それでもふだん口に出している人の名前は、すぐに出てくる。要するに、**日常的にアウトプットをしていることはそうは忘れない**。

私も大量の本を書き、膨大な数の講演をこなすから、よほどものを知っていると思われがちだ。しかし、これは、逆に本をたくさん書いているから、覚えていることも多いし、アウトプットできることが多いというだけだ。

思秋期以降は、新たに覚えるより、自分の人生体験や、これまでに得た知識を積極的にアウトプットしたほうがいい。そのほうが知識も整理されるし、周囲の人からの尊敬も集めやすい。実際、人間は脳の中にあることより、アウトプットしたもので評価されるものだ。

今は本を書けなくても、ブログのようなアウトプットのツールは増えている。

思秋期以降の勉強はアウトプットを中心にしたいものだ。

知っていることより引き出せることが多いほうが賢い人になれる

知識人より思想家を目指すことで前頭葉を活性化する

さて、アウトプットの方法だが、知っていることをひけらかすだけでは能がない。受け売りとバカにされることにもなりかねないし、それ以上に、インターネットの時代になると、あなたの話を聞かなくても、いくらでもその手の知識は検索できる。

思秋期以降は、マスコミがいうことや、本で読んだ内容を鵜呑みにせずに、**ちょっと疑ったり、数字の裏付けを検索してみたり、加工してみたり、思索してみたりする**ことで、自分のオリジナリティを出すとよい。定年以降になると、肩書を失って、ただのおじいさん、おばあさんとして、一括りにされかねないから、むしろオリジナリティが大切だ。

たとえば、円安で景気がよくなる、これはみんなが信じている。

でも、円安で果たして、メリットを受ける人がどのくらいいるのかを疑ってみる。

昔と比べて、製造業の就労人数は減っていて、１０００万人を切っている。おそらく輸出産業（あるいはその下請け）に勤務している人はその半分もいないだろう。こういう会社に勤めている人は給料が増えるかもしれないが、逆の人もいる。たとえば、外食産業の人なら、円安で、材料の輸入価格が増えて、値上げできないなら逆に給料が減らされるかもしれない。トータルで計算すると、円安で損をする人のほうが多いかもしれないのだ。

そういうへそ曲がりなことを考えていると、少なくともほかの人と違うと思われるし、伊達に年をとっているのではないと思われるだろう。ちょっと考えたり、調べてみるといろいろなことがわかる。人と違うことを言っていると嫌われることもあるが、面白がられることもある。

いくらでもネットで情報が得られる時代になると、逆に、単なる物知りでは価値がなくなってしまう。だから、**知識より、それを加工する思考のほうに価値が出てくる。**昔の長老は知識人であることで尊敬されたが、今は思想家になったほうが珍重されるだろう。

何度も言うように、前頭葉が老化すると、ますます思考に柔軟性がなくなって、思考が前例踏襲型になる。このように、あれこれと人と違うことを考えるようにしていれば、前頭葉を活性化させて、その老化も防げる。

意外に知られていないが、外国では、問題を解く人より、問題を提起する人のほうが尊敬される。ノーベル賞の多くは、大胆な仮説を立てた人であって、それを証明した人でない。湯川秀樹氏にしても、中間子の存在を予想しただけで、証明した人ではない。益川敏英氏もクォークが6つあるはずだと仮説を立ててノーベル賞を獲った。彼は若いころから「いちゃもんの益川」と言われていたそうだ。

知識をひけらかす人より、思想する人、反論を考える人、仮説を立てる人になったほうが、面白がられるし、いつまでも若くいられるのだ。

単なる「物知り」の価値はない

「暴走老人」にならないために

これは性ホルモンの話ともつながるが、昔は中年になって男性のホルモンバランスが変化して女性化していくのは、社会構造的にも望ましいところがあった。

どういうことかというと、40代くらいになると職場では管理職という年ごろだろうが、そのころすでに男として「枯れ」てしまい、女性ホルモンが増えることで、「お母さん」的面倒見のよさが出てくると、部下たちをまとめていくことができたからだ。

男性ホルモンが少なくなれば、出世争いにギラギラすることもなく、「オレが、オレが」という自己主張も少なくなる。部下に女性がいても色目を使わず、みんなの話をよく聞いて、「うんうん、そうだなぁ、君の言うことはわかるよ」と共感してあげられる。

仕事をガツガツこなしてリーダーシップを発揮するような、いわゆる「デキる」管理職にはなれないかもしれないが、組織のなかにはこうしたおっとりした安心感のある管理職も必要だったわけだ。

最近は、能力主義、成果主義の導入で、こんな悠長なことは言っていられない時代になってきたかもしれないが、**「まだそんな年ではないのにすっかり枯れている」という人も、本人さえその役どころに満足していれば、あながち捨てたものではない**のである。

しかし、そんな「お母さん」的管理職になれるのも、前頭葉が老化していないことが前提なのだ。というのも、前頭葉が老化すると感情のコントロール能力が落ちてしまうからである。

つまり、**前頭葉の機能が高い人は、人の話をわりとよく聞くことができるが、低い人では意見の異なる他人の話を聞くこと、とくに受け入れることが困難**になる。自説に固執して、他人の考えを受け入れられず、いわゆる「偏屈じじい」のようになってしまうのである。

それが高じると、「暴走老人」予備軍だ。自分の理屈だけで激高して役所に怒鳴り込んだり、どんな理由があるのか他人にはうかがいしれないが、突然、銀行や病院の窓口でキレたり、分別も道理も知り尽くした年代のはずなのに、こうした行動をとる老人たちのことを「暴走老人」という。

一般的には、年をとればとるほど円熟していくと思われているが、みんながみんなそうなれるわけではない。逆に、年をとるほど感情のコントロールを一層しなければならないとも言えるので、前頭葉の老化が進んでいては、みんなに好かれるいいお年寄りにはなれないのだ。

年をとってから、感情のコントロールが効かずに暴走することがないように、今から気を付けるに越したことはないだろう。

前頭葉が縮むと他人の話が聞けなくなる

感情のブレーキがきかなくなる

認知症の患者さんを見ていると、そのこらえ性のなさに驚くことがときどきある。

ボケてしまっているのだから、仕方がないといえば仕方がないのだが、たとえばおむつ交換にしても、洋服を着替えさせるにしても、何が気に入らないのか、看護師をボーンといきなり蹴ったりするのである。

こうした場面を幾度も目撃すると、介護の現場というのは本当に大変だなと感じるが、**脳の機能が衰えるとがまんというものをしなくなる**のだな、というのも素直な感想だ。感情のコントロールがきかないというのは、自分にとっても他人にとってもなかなか厄介なものなのである。

また、前頭葉の機能がひどく壊れると、「保続」という現象が起きるのだが、これの軽いものが起こると、考えや感情の切り替えがきかず、感情のコントロールが困難になる一因となる。

先にも書いたが、たとえば、患者さんに本日の日付を聞いて、「令和5年7月28日です」という答えが返ってきたとしよう。その後に続けて、「生年月日はいつですか？」と聞いたとする。すると、また「令和5年7月28日です」という答えが返ってくる、というのが「保続」という現象である。

最初の質問には正しい答えを返しているため、理解力がないわけではないし、毎日替わる今日の日付が答えられるということは記憶力も保たれている。それなのに、次の質問にも最初と同じ答えを返してしまう。最初に答えを返したときから、頭のスイッチが切り替わらなくなってしまい、それゆえ答えを変えられないのだ。

ここまでわかりやすい例でなくても、いったん怒り出したらずっと怒ったまま、憂鬱な気分になったらずっと憂鬱から抜け出せないという人がいるだろう。それも、感情に「保続」が起きていると考えられる。こんなふうに感情にブレーキがかからなくなったら、要注意だ。「保続」の初期症状かもしれない。放っておくと、感情の切り替えスイッチがどんどん悪くなっていく。

認知症は、加齢によって脳の働きが衰え、それが重度になった状態といえるが、**40～50代で始まる前頭葉の萎縮は、まさにその第一歩**である。

まず、認知症の患者さんと接するときに問題とされるのが、感情的になりやすく、コミュニケーションが困難になること、次いで周囲の人の感情が理解できにくくなることなどだが、これはどちらも前頭葉が司っているのだ。

まだ若いからと高を括らず、認知症予防の観点からも、前頭葉の衰えを早期に食い止めることは重要である。

前頭葉の老化が認知症的老化への第一歩

「EQ」の低下も40代から

40代といえば、管理職に足がかかり、その後は次長、部長と階段を上っていく年代だろう。このときに大切となる資質が、「心の知能指数」と呼ばれる「ＥＱ」だ。

ＥＱは、ＩＱでは測れない新しいタイプの知能として、アメリカのイェール大学のピーター・サロヴェイ教授と、ニューハンプシャー大学のジョン・メイヤー教授によって提唱された概念である。

このＥＱという言葉を世界中に普及させたのが、心理学者でビジネスコンサルタントのダニエル・ゴールマン博士。日本でも彼の著書『ＥＱ　こころの知能指数』（講談社プラスアルファ文庫）がベストセラーになったが、それでＥＱという言葉を知った人も多いだろう。

さて、提唱者の2人の教授は、ＥＱを次のように定義している。

1. 自分の感情を知る
2. 自分の感情がコントロールできる
3. 自分を動機づける
4. 他人の感情を認識する
5. 人間関係をうまく処理する

つまりＥＱは、**自分の感情を分析してコントロールでき、他人の気持ちも推し測ることができる**という、人間社会ではごく当たり前の、しかし意外と難しい力のことを指す。

ＩＱがいくら高くても、このＥＱが低ければ、世の中をスムーズに泳いでいくことができない。自分の本当の気持ちを把握できたり、相手を思いやったり、相手の気持ちに沿って行動できなければ、ちぐはぐな人間関係しか築けないからだ。

もちろん、ビジネスで成功するためにもＥＱは必要で、とくにマネジメントにおいてはかなり重要な資質である。人を動かしたり、チームワークを作り上げたり、人を育てていこうと思ったら、ＥＱの能力が必須だということは誰しも納得できるだろう。自分本位の行動しかとれない人間に、人はついていかないからである。

そんな力がもっとも必要になるのが、職場でリーダーの役目を果たすようになる40代以降のはずなのだが、肝心のＥＱは、40代以降、低下の一途をたどるのだ。

ダニエル・ゴールマンは、**「ＥＱは40代までは上がり続けるが、それ以降は放っておくと下がる」**と言っている。

つまり、ＥＱのピークは40代で、それをキープしようと思えば、何がしかの努力が必要になってくるわけだ。

ゴールマンも著書の冒頭で例に出しているが、感情のコントロールには前頭葉が深く関わっている。

その前頭葉が40代以降に萎縮し始めるのだから、EQもそれに伴って低下していくのは想像に難《かた》くない。

前頭葉は、自発性や意欲、感情という自分自身のことだけでなく、「人間関係をうまく築く」「人間的な魅力を感じさせる」といった対人関係においても、非常に大きな役割を果たしているのである。

やはり誰しも、部下に嫌われたり、子どもや孫に疎《うと》まれるような年齢の重ね方はしたくないだろう。

しかし、残念なことに、**前頭葉の機能が低下すればするほど、「人から好かれる」という資質も落ちていってしまう**。

脳の老化は、人間であれば自然の理であって、どんな人でも完全に防ぐことは不可能だ。でも、老人であっても生を謳歌して、他人から慕われる人が現実に存在することを考えると、脳の老化を最小限に抑えて、機能を維持していくことは可能だ。

次のページからは、前頭葉の機能を維持するために、普段の生活で心がけておくべきことを紹介しよう。

魅力的な人間になるには前頭葉の機能を維持すべし！

前頭葉を鍛える「なりきり弁護士」トレーニング

前頭葉を若返らせるテクニックとして、私が前々からおすすめしているのが、「弁護士になってみる」ということだ。

もちろん、今から弁護士を目指して司法試験の勉強をしろ、ということではない。

どういうことかというと、テレビや新聞、あるいは世の中で見聞きしたネタを、自分が弁護士になったつもりで分析してみるということだ。

望ましいのは、**世の中で悪者扱いされている人の弁護を試みる**こと。

「この人、こんなに非難されているけど、それで助かっている人はいないのかな?」「この事件はこの人が犯人だと報道されているけど、本当にそうなのかな?」と、世の中の評価とは反対のことを、自分なりに考えてみるのだ。あるいは、犯人とされている人の情状酌量の余地を探すというのでもいい。

もっと身近なところだと「隣のおばさんはお嫁さんの悪口ばかり言うけれど、お嫁さんは本当にそういう人なのかな?」というようなことでもいい。

情報というものは、それを発信する側のフィルターがかけられていることが多い。

とくにマスコミの情報は要注意だ。個々人の流す情報に関しては「これはこの人の言い分だから」と理解しながら話を聞ける人でも、「マスコミは公平」「報道だから事実」だという思いがあるからか、つい鵜呑みにしがちだからである。

たとえば、かつてマスコミで吹き荒れた生活保護バッシング。高い収入がありながら、母親が生活保護を受給していたことを非難されたお笑い芸人の報道を見て、生活保護に不快感を抱いた人も多いだろう。

酒の席などで、「生活保護を受けるなんてロクなやつじゃない」「税金で養ってやってるんだから、もっと生活を切り詰めろ」といった意見を口にした人もいるかもしれない。

しかし、その前は「生活保護受給者の捕捉率はたった2割しかない」とか「日本の社会保障費は先進諸国に比べて少なすぎる」といった内容を論じる識者も少なくなかった。

それが一転してバッシングへと切り替わった。人気芸人のゴシップという話題性の大きさに、急遽、そちらの方向に舵を切ることにしたのであろう。

マスコミのもたらす情報でも、こんなふうに簡単にフィルターがかけられてしまう。あるひとつの事象でも、**どこから眺めるかによって、意見がまったく違ってくる**わけだ。

それに気付かず、無意識にそのフィルターに染まったまま年をとると、ひとつの物の見方にばかり固執して、さまざまな異論・反論を受けつけられなくなってしまう。「偏屈老人」の一丁上がりである。

だから、まだ脳が若いうちから、異論・異説を柔軟に取り入れていくことが大切なのだ。

弁護士に「なりきる」ことで前頭葉を活発にする

「反対側」を考える

「報道は公平」「報道だから正しい」という刷り込みがある分、無意識にそのフィルターに染まってしまうから、マスコミは厄介といえる。

ひとつの情報だけ見て、それがすべてだと思い込むのがどれだけ危険か、生活保護の報道ひとつとってもよくわかるだろう。

だから、**自分が接した情報に穴はないか、反対側の視点ではどうなるのか**、ということを考えてみる。「弁護士になってみる」と私が言ったのは、そういうことだ。

そうやってマスコミの刷り込みから逃れて、自分の意見を意識的に考えることは、ニュートラルな思考態度を持つうえで非常に役に立つ。

それだけでなく、さらに重要なのは「ちゃんと頭が使えている」ということだ。

私たちが注意すべきなのは、本当に自分の頭で考えたのか、それとも考えた気になっているだけなのか、ということである。

批評精神を持たず、マスコミの意見に同調しているのは、ただ考えた気になっているにすぎない。

もちろん、考えたうえでマスコミの意見と同じ結論に達することもある。しかし、その過程には必ず、「反対側から見るとどうなのか」「どんなフィルターがかけられているのか」

ということを検証する作業が入る。
その作業を飛ばしてしまうと、自分で考えたことにはならないわけで、多くの人が何の検証もせずにこの落とし穴にはまってしまっているのだ。

前頭葉を若返らせるためには、前頭葉を使うことが一番だが、使った気になっていて実際に使えていないのでは世話がない。

自分が意見を言うときは、これは自分の意見なのか、それとも誰かのメッセンジャーになっているのではないかというのを、つねに意識しておきたいものだ。

年をとってからも柔軟な思考をするためには、こうやってきちんと頭を使うトレーニングをしておくことが必要である。

「弁護士になってみる」という方法のもうひとつのメリットは、**他者の立場に立って物事を考えるためのトレーニングにもなる**ことだ。EQを高めるためにはもってこいの方法で、いろんな視点で物事を眺めることができれば、仕事にも人付き合いにもプラスになる。
まずは、マスコミで報道されていること、まわりの人が言っていることを丸っきり無防備に受け入れるのではなく、「これは本当のことかな?」と疑う姿勢を身につけること。そうすることで、「弁護士」的な思考・発想が生まれてくるのだ。

さらに、前頭葉が衰えてくると、自分の考えと違う意見を受け入れなくなるという問題点がある。

左翼的思考の人は左翼的な意見しか受け入れられないし、保守的な人は保守論陣の意見しか受け入れられなくなり、左翼的な発言、たとえば今なら中国や韓国と仲良くしようという発言は非国民のように感じてしまう。

脳のためにということであれば、あまり好ましいことでない。

自分の考えに沿った意見を読んだり、聞いたりしているときには、理解力も大して必要でないうえに、驚きのない話が多いので、前頭葉が刺激されないのである。

だから、あえて、自分とは異なる思考だと思っている人の書いた本などを読んでみるといい。

ふだん『正論』を読む人なら『世界』を、逆に左翼的進歩派と思っているような人が『ＷｉＬＬ』などを読んでみる。

頭に血が上るようなことがあるかもしれないが、**自分の想定していない意見に接すると、確実に前頭葉が刺激される**し、反論を考えるだけでも思考のトレーニングになる。

いろいろな人の話を感情的にならずに聞けるトレーニングになるから、感情のコントロールの悪くなりがちな、中高年の人にはおすすめの読書術だ。

人の意見はひとまず聞いてみる訓練を

お金を使わないと脳は老化する

もうひとつ、前頭葉を鍛えるのにおすすめな方法がある。

それは、お金を使うことである。

じつは、**お金を使うときには、前頭葉がかなり刺激されている**のだ。

考えてみると、「お金を稼ぐ」という行為は、ルーティンワークの要素が強い。サラリーマンだったら、日々の仕事をこなしていけば毎月給料がもらえるし、株や為替で稼いでいる人だって、投資先は変わっても、やることは大体決まっている。

しかし、「お金を使う」ということになると、何を買うか、どこで買うか、どちらの商品がいいかなど、真剣に考える。

ちょっと高い買い物をしたときなど、アドレナリンが放出されてガッと気分が上がり、「よし！　明日からも頑張ろう」と、意欲が湧いてきた経験をみなさんもしたことがあるだろう。

これが、前頭葉が刺激されている証拠である。つまり、いつも買っているものや、感動の少ない安ものを買うより、普段は手が出ないもの、高級品を買うときのほうが、前頭葉への刺激は大きいのである。

お金を使うときには、外に出て活動的になるというのも、前頭葉にいい刺激をもたらしてくれる。買い物というワクワク感は、脳にとっては栄養ともいえる。

「でも、そんな贅沢はできないな……」という人は、「どうしたらこれを手に入れられるか」という発想でやってみるといい。

たとえば、いい本棚が欲しいけれども、いかんせんお金がない。そういうときに、１個１０００円のカラーボックスで仕方なく代用するのではなく、欲しい本棚に近いデザインのものを自分で作れないか考えてみる。

調べてみれば、日曜大工が苦手な人でも使える応用範囲の広いパーツが売っていたり、凝ったデザインの棚受けが売っていたりする。そうやってアイデアを膨らませていけば、**実際に使う金額が少なくても、前頭葉の刺激ができる。**

あるいは、美味しいものを食べたいけれども、いかんせんお金がない。そういうときは、自分が好きなＢ級グルメを突き詰めるのでもいいのだ。

私はラーメンが好きでよく食べ歩くが、「美味いラーメンを探したい」という目的があって店を訪れるのと、何でもいいから腹を満たしたいというのでは、当然のことながら前頭葉の刺激度が違う。

好きなものならなおさら、たとえＢ級グルメであっても、高級レストランに行ったのと同じくらい、もしくはそれ以上の高揚感が得られる。そうやって、自分ができるところで前頭葉を刺激していくことが大切なのだ。

ところで、最近は貯金に走る人が多いが、**貯金では老化は防げない。**

私などは、何かを買うために貯金をするのではなく、お金を貯めるために貯金をするなんて、日本人は「貯金教」という宗教に冒されているのではないかと思ってしまう。

知り合いで、昼も夜も食事はコンビニのおにぎり2個だけ、とにかく節約して貯金する日々を送っているという一般企業に勤める若者の話を聞いたことがあるが、若いうちからそんな楽しみのない生活を送っていたら、前頭葉がどれだけ早く老化してしまうか、こちらが心配になるほどだ。

未来が心配なのはわかるが、今の自分も大切である。

ときには、**普段手が届かないものを買ってみたり、いいところで食事をしてみたりする**のは、いい人生経験にもなるし、生活にハリを与えてくれる。脳にとっては、まさに「自分へのご褒美」になる。

あまりに浪費ばかりするのは考えものだが、未来の心配ばかりせず、多少おおらかな気持ちでお金を使うということも、自分のためには大事なことなのである。

ときには「自分へのご褒美」で前頭葉を喜ばせる

4章

1歳でも「外見」を若く!? 最新美容技術のリアル

「見た目」が若いと、脳も体も若返る

ホルモンや前頭葉というのは、心のありように大きく左右される。心がうきうきしていたらホルモンや前頭葉も活発になるが、どよんと気分が沈んでいたら、ホルモンや前頭葉まで停滞してしまうものである。

そして、この心というものだが、今主流になっている心理学の考え方は、人の心のありようは内側から湧き出てくるものではなく、外側から規定されるというものである。

わかりやすく言うと、たとえば学校に制服がある場合、私服の学校よりも、「自分は○○学校の生徒だ」という所属意識があらわれやすいし、それにふさわしい行動を取ろうとする。要は、行動によって人間の心のありようは変わるということである。

ということは、**心がうきうきするような行動をとれば、自然と脳や体の調子もよくなる**わけだ。

「見た目」をよくするのもそういった行動のひとつで、お洒落をして街に出かけるだけでも、なんとなく心が浮き立つような経験をするのはよくあることだと思う。

少し若めの恰好をしていると、気分まで若返る。反対に、いかにもおじさん、おばさんという恰好をしていると、心まで自ら「おじさん」「おばさん」と規定されてしまう。

すると不思議なことに、体型までずんぐりむっくりしてきたり、肌がくすんできたり、姿勢や仕草、表情などが中年化してきたりするのだ。

「形から入る」などという言葉があるが、老化予防はまさにそれだ。**服装、趣味、美容、何でもよい**が、形からでも若返れば、心、脳、体も一緒になって若返ってくれるのである。

以前、あるテレビ番組で美魔女の特集をしているのを観たことがある。そのとき登場した女性は、家中にカーペットを敷き詰めて、家のなかでもハイヒールを履いて生活できるようにしていた。

彼女は脚線美を維持するためにそのような努力をしていたわけだが、風貌や仕草が驚くほど若々しかった。40代だそうだが、20代の女性と変わらないほどに見えたくらいだ。

ハイヒールを履くと、スタイルがよく見えるから好きだという女性は多い。他者を意識した見た目の変化によって、女性の気分が上がるわけだ。それによって「女スイッチが入る」というような意見も耳にする。

もしかすると、その美魔女の彼女の若さには、ただ筋肉を鍛えて脚線美を守るだけでなく、ハイヒールによる「女スイッチ」効果も影響しているのかもしれない。

家のなかでハイヒールを履くところまでマネすることはないが、若いころのようなお洒落心を取り戻すのは、老化予防という点でぜひおすすめしたいことだ。

老化予防には「形」から入る

「コラーゲン商品」には騙されるな

日本人は、ジョギングで心肺機能を高めたり、ジムに通ってプロポーションを整えたりすることには熱心なのに、ＡＧＡ治療薬（毛生え薬）やカツラを使ってハゲを防止したり、美容皮膚科でシワをとったりすることには、かなり後ろ向きの感情を持つようである。

私からすると、**どちらも老化を食い止めるという観点では同じ**だと思うのだが、前者のようなことは自慢気に口にする人を見かけても、後者のようなことを大っぴらにしゃべる人はあまり見たことがない。

不思議なことに日本では、健康やダイエットなら平気なのに、こと「外見」となると、若返りの努力が妙に後ろ暗く捉えられてしまうのである。

しかし、今や美容皮膚科や審美歯科などの医療技術の進歩は目覚ましい。

効くかどうかわからないような**高額なシワとりクリームをせっせと塗るくらいなら、こうした技術を使ったほうが安全で効果も確実**だし、財布にもやさしい場合が多い。見た目が確実に若返れば、気持ちも確実に若返る。

サプリメントも同様だ。肌のハリつやにコラーゲンがいいからといって、いくらコラーゲンを食べても、直接皮膚に吸収されるわけではない。結局、消化器官のなかでアミノ酸に分解されてしまうので、間接作用しか期待できない。もちろんコラーゲンの塗り薬などまったく期待できない。皮膚からは吸収されないのだ。

だから、確実な効果を求めるのなら、最新の医療技術に頼ったほうがいい。

そこで、見た目を若返らせるために、選択肢として検討してみてもよいのではないかと思われる技術を次のページからご紹介していこうと思う。

ちなみに、美容皮膚科などと聞くと、男性は頭から「それは女性のもの。オレには関係ない」と考えがちだが、今は男性でも、見た目を若返らせることに意欲的な人が多くなっている。

女性に比べれば少数派だが、実際に男性でもこうした施術を受けている人もいて、以前よりは抵抗感が薄れている感じもする。

かくいう**私も血小板注入療法とボトックスの実践者**である。顔がふっくらして、シワがとれるので、昔よりも若くなっているような気がして非常に満足している。

まわりの人からも「先生、お若いですね」とよく言われるが、血小板注入療法とボトックスをやっていることは、自分から口にしないかぎり人にはほとんど気付かれない（ただ、私はすぐ口に出してしまうのだが）。

男性も、加齢による見た目の老けが気になるなら、「自分には関係ない」と思わず、選択肢のひとつとして検討してみてほしい。

男性も積極的に若返り対策をとろう！

医師もしている「最新美容技術」あれこれ

ここで紹介するのは、いずれも安全性が認められており、高い効果が期待できそうな技術である。

基本的には自由診療となるため、保険は適用されないことが多いが、最近はこうした分野でも価格破壊の波が押し寄せてきている。

しかし、安さに目がくらんで、怪しげなクリニックや薬剤を選択することはおすすめできない。

とくに、**薬剤には一定の原価があるので、あまりに安いものはおかしい**と思ったほうがいい。肌に直接注入するものだけに、品質には注意したい。

また、安全性が高いとはいえ、リスクがゼロというわけではない。素人のような人に施術されて、跡が残ったりしては残念な結果になってしまう。

言うまでもないだろうが、施術するクリニックはきちんとしたところを選ぶこと。今はネットで口コミなども多く出ているので、そういうものに目を通しておくのもいいだろう。

ヒアルロン酸注射――安全性は高いがもって数か月

ヒアルロン酸はもともと人間の体のなかで作られる物質で、高い保湿力を持っている。その保湿力の高さから、肌の乾燥を外部から防ぐべく、ヒアルロン酸が化粧品に配合された化粧品なども多い。

しかし、**肌に注射でヒアルロン酸を入れる場合は、保湿目的というより、「顔を部分的にふっくらさせる」という目的のほうで使われている。**要するにその部分に水分が集まりやすくするのだ。顔全体に注射すれば保湿効果も得られるかもしれないが、部位ごとに注射していくため、そこまでの保湿効果は実感しにくいのだ。

よく用いられるのは、小鼻から口角にかけて伸びるほうれい線を薄くしたり、目の下のくま、シワの解消である。

また、鼻やあごなど、平坦でコンプレックスになっているところにヒアルロン酸を注入して盛り上げたり、唇に注入して肉感的にしたりといった、プチ整形的な使われ方もしている。

もともと人間の体内で作り出される物質であるだけに、安全性はかなり高いが、そのぶん分解・吸収も早い。用いる薬剤や個人差もあるため一概には言えないが、施術から数か月〜半年ほどの効果であろう。

かなり粘《ねん》稠《ちゅう》な液体なので打つ場所を間違えて血管をふさいでしまうと壊《え》死《し》が起こるという問題がある。やはり腕のいい医師を選ばないといけない。

最近は、費用を抑えるため自分でヒアルロン酸の注射をおこなう人が増えてきているそうで、それだけ安全性が高いということにもなるのだが、間違った注射をおこなえば顔に凸凹が残ったりすることもあるため、必ず専門医に施術してもらうこと。

ボトックス ——経験豊富なクリニックを選ぶ

ボトックスとは、ボツリヌス菌の持つ毒素によって顔の神経を一時的に（といっても数か月だが）麻痺させ、シワを伸ばすという技術である。

ボツリヌス菌といえば、食中毒の原因にもなる菌で、毒性が強く死亡率も高いことで知られているから、これだけ聞くと危険で過激な療法かと思うかもしれない。

だが、**ヨーロッパやアメリカではかなり一般的に普及しており、世界中で美容目的のほか斜視や顔面麻痺などの治療にも使われている。**

医療目的で用いるボツリヌストキシン（ボツリヌス毒素）は、致死量の数百～数十分の一というわずかな量だから、この用量設定さえ誤らなければ基本的に安全であると考えていい。

仮に、筋弛緩作用が強く発現するなどの副作用があっても、たいていは数か月すると元に戻る。とはいえ、数か月も気に入らない顔ですごすのは心理的ストレスが大きいため、経験豊富で信頼できるクリニックを選ぶのが重要だ。

ボトックスの効果としては、**加齢による額、眉間、目元などのシワを目立たなくすることのほか、エラをへこませ、あごを尖らせるなどの小顔効果、ふくらはぎに注射してほっそりさせる美脚効果、それから笑ったときに歯茎が見えてしまう「ガミースマイル」の解消**といった目的にも利用されている。

急にシワがとれてしまうとまわりの人から不自然に思われないか、という心配をする人もいるようだが、その場合は少しずつ薄くするといった調整も可能だ。クリニックで相談してみるといいだろう。

反対に、**あまりに深く刻まれてしまったシワを完全にとり去ることはできない**。もちろん、シワを浅くする効果はあるが、シワが深くなる前に予防的に使用するほうがおすすめだ。皮膚にたるみができる前に使い続けていれば、しわというのはできにくい。

だから、アメリカなどではかなり若い時期からボトックスを使うことも多い。もちろん、シワが深い場合は手術で伸ばすことができるが、その後はボトックスで保持するということも大切だ。

効果はやはり数か月から半年ほどしかもたないため、持続させるには継続して施術を受ける必要がある。

しかし、とくに女性の場合、月に何万円も化粧品にお金をかけている人もいるので、それから考えると、確実に効果の出るボトックスのほうが安上がりだと言えよう。

ちなみに、**私が使っているボトックスは、「ディスポート」というイギリスのイプセン社製のものである。**肌が張り詰めず、じわっとシワが伸びるのが特徴だ。

本来、「ボトックス」というのは、アメリカのアラガン社が国際商標権をとっているので、この会社のものだけを指すのだが、これが一般名称のように普及しているため、本書でも便宜的にこの呼称を用いた。

他にも中国製、韓国製、ドイツ製などがあるが、アメリカのアラガン社の「ボトックス」か、イギリスのイプセン社の「ディスポート」を用いるクリニックがほとんどである。ボトックスの場合も、他と比較してあまりに低価格の設定をしているクリニック・製剤は、避けたほうがいいだろう。

ACR療法（PRP・血小板注入）——トラブルも一定数ある報告も

ＡＣＲ療法（自己多血小板血漿《たけっしょうばんけっしょう》ＰＲＰ注入療法）とは、自分自身の血液を用いておこなう再生医療のひとつ。血液を遠心分離機にかけ、多血小板血漿（ＰＲＰ）の成分を取り出し、皮膚に注入するものである。

血小板には、成長因子と呼ばれる体のなかの細胞を元気にして修復する成分が含まれている。これを皮膚に注射することで、自分自身の再生能力を活かして肌を若返らせようとする技術だ。

施術の工程は、ヒアルロン酸注射やボトックス注射とほとんど同じで、ただ自分の血液を用いる点が異なる。

顔や首のシワ、たるみの減少、肌のハリ感アップ、毛穴の引き締め、ニキビ跡の改善などの効果があり、個人差もあるが2週間から3か月程度をかけて少しずつ効果があらわれてくる。私自身も非常に効果を実感している。

自分の血液を注入するため、副作用やアレルギーはないが、なかには自分の血液だけでなく、さらに外部から成長因子を添加して施術するクリニックもある。

この場合、より高い効果が謳われていたりするが、肌にしこりが残ったり、顔がゴツゴツになったりするトラブルを訴える患者さんが一定数いるという報告がある。

ACR療法のメリットのひとつは、自身の血液のみを使うという安全性にある。そのため、外から成長因子を加えるのは、この安全性に反する危険性もあると考えられる。

クリニック選びの際は、その点に注意したほうがいいだろう。

歯科インプラント――「噛む」という行為が若さに効果あり

40代以上になると、歯周病のトラブルを抱えた人は80パーセント以上になると言われている。歯周病はなかなか侮れない病気で、昔は歯《し》槽《そう》膿《のう》漏《ろう》といったが、ひどくなると歯茎が緩んで歯が抜けてしまう。

そうなった場合、入れ歯やブリッジで対応することが多いが、現在はインプラントと呼ばれる人工歯根を用いた治療を選択する人も増えている。

入れ歯では取り外しやメンテナンスが面倒だったり、噛み合わせが快適ではなかったり、ブリッジでは両隣の健康な歯まで削らなければならないといった問題点があるが、インプラントは、歯が抜けた部分の骨にネジを打ち込み、そこに人工の歯をかぶせるので、**自分の歯と同じ感覚で使え、ナチュラルに見える**ところが魅力である。

入れ歯となると、いかにも老人になったような気分になって落ち込む人も多いが、インプラントであれば天然の歯とほとんど見た目が変わらないため、心理的な悪影響も少ない。

また、入れ歯でうまくものが噛めないと、胃や腸に負担がかかるだけでなく、食事が美味しくなくなってしまう。これでは人生の大きな楽しみを奪われることになり、精神的にも辛い。

ところが、**インプラントの場合、天然の奥歯でものを噛む力が80kg程度なのに対し、約120kgの力にも耐えることができる。**入れ歯ではどれほどうまくできても、部分入れ歯で40〜50kgほど、総入れ歯では30kg以下程度に落ちてしまうから、インプラントは非常によく噛めるといえる。

じつは、「噛む」というのは脳の広い範囲を活性化させると考えられている。

寝たきりや、杖なしでは歩けなかったお年寄りが入れ歯を入れたところ、普通に歩ける

までに回復したという報告もあるほどだ。

人間がものを「噛む」と、その刺激が脳神経のなかでもっとも太い三叉神経に送られ、運動、感覚、記憶、思考、意欲といった部分が活性化されるのだ。

であるから、自分の歯を大切にするのはもちろんだが、万が一、歯が抜けた場合は適切な治療をきちんと受けることが重要だ。もちろん、十分な技術と設備のないクリニックで事故が起こっているので、これもどこでやるかは慎重に下調べをするに越したことはない。

歯のホワイトニング ——歯のクリーニングは保険がきく

歯というのは、目立たないようでいて、意外と人目につきやすい部位である。

歯並びがよいだけで笑顔も何割増しかに映るし、白くて健康的な歯は魅力のひとつにもなる。

反対に、歯が汚いと幻滅を感じてしまったり、異性間ではキスをするのもためらわれてしまうだろう。

アメリカでは、きれいな歯並びや白く輝く歯がステータスとされているため、ホワイトニングがかなり浸透している。日本でも2000年代から歯のホワイトニングを施術するクリニックが急激に増え、かなり認知されてきているが、実際に受けている人の数はまだまだ少ないのが現状だ。

ホワイトニングと一概にいっても、その方法は主に3通りある。

ひとつはもっとも一般的な治療法で、ホワイトニング剤を使って歯を白くするというもの。これは薬剤を使って歯の表面のエナメル質を無色透明に近づけるとともに、その下の黄色い象牙質の部分の色を透けないような構造へと変化させるものだ。

メリットは、健康な歯を削ることなく治療がおこなえるという安全性だ。また、クリニックではなく自宅でできるものもあるので、時間の融通が利きやすい。

デメリットとしては、あくまでも自分の歯を使うので「完全に真っ白な歯」になるという保証はないこと。

自分の思った白さにするのに数度の通院が必要になる場合もあるし、色の後戻りもあるので再度施術が必要になるケースもある。

次に、クラウンやラミネートベニアといった人工の歯をつける方法がある。

思い通りの白さにできる、色の後戻りもほとんどない、治療の期間は短くてすむといったメリットがあるため、芸能人などが多くこの方法で歯のホワイトニングをしている。

反面、健康な歯を削らなくてはいけないというデメリットもある。歯の神経を抜かなくてはいけない場合も出てくるので、熟慮が必要だろう。

最後は、歯に薄いプラスチックをコーティングするタイプだ。クリニックで歯のマニキュアをしてもらった場合、一本の施術にかかる時間は約5分程度、しかも一本2000〜4000円程度と比較的安価ですむのがメリットである。

ただし、効果は約1か月程度しか持続しないため、白さを保つためには定期的な通院が必要となる。

ちなみに、**ホワイトニングには保険は適用されないが、歯のクリーニングは保険診療でおこなえる。**ホワイトニングほどの効果はないが、着色汚れを除去でき、歯が一段階程度は明るくなるのでおすすめだ。歯周病予防にもなるので、定期的にメンテナンスをしておくといいだろう。

レーシック——技術の進歩が速いからこそ、できる限り最新設備で

思秋期世代に入ってくると老眼の症状が出てくる人も多いだろう。加齢により目の水晶体の弾性が失われて調節力が弱まることによって、近くのものに目の焦点が合わせづらくなるのだ。

実際には20代からその症状は進むともいわれているが、**40代か、遅くとも50代になると、ほとんどの人に老眼の自覚症状が出る。**

その矯正の方法としてもっとも一般的なのが、老眼鏡を用いることだ。レンズは凸レンズでできた眼鏡なので、原理としては遠視用の眼鏡とほとんど同じと思ってもらっていい。

しかし、老眼鏡はいちいち眼鏡をしなくてはいけないのでわずらわしい。本や新聞を読もうと思ったとき、パソコンの画面を見たいとき、わざわざ老眼鏡をかけるというひと手

間があると、それだけで億劫に感じるものだ。

あるいは書店やレストランに行ったとき、書籍のタイトルやメニューがうまく読めず、かといって老眼鏡をわざわざ出すほどでもないから、顔から離して矯《た》めつ眇《すが》めつしている人を見かけることがある。

こうした姿をカッコ悪いと考えて、書店やレストランへの足が遠のいてしまう人もいるのである。これでは、老眼になったばかりに行動範囲が狭まり、老化が進んでしまうことになる。

そこで、こうしたわずらわしさの解消方法のひとつとしてレーシックが挙げられる。

レーシックというのは、レーザーを用いて角膜の曲率を変えて視力の矯正をする手術だ。１９９０年代にアメリカを中心に広まったもので、日本でも２０００年にレーザー装置の医療機器認可がされ、急速に広まっていった。

レーシックはもともと近視、遠視、乱視などの視力矯正の手術であったため、老眼の治療はできないとされていたが、近年はその技術を応用した老眼用レーシックがあるのだ。

たとえば、伝導性角膜形成術という手術は、角膜のまわりにカーブをつけることによって、いわば遠近両用のコンタクトレンズをつけたような状態にする。

ほかにも、モノビジョンという方法があるが、これは片方の目を遠くがよく見えるようにし、もう片方を近くが見えるようにするという方法だ。

さらに角膜内に小さな黒いリングを挿入し、そのピンホール効果により老眼を矯正するという方法もおこなわれている。

いずれも一定の効果が認められ、さまざまなクリニックでおこなわれているが、白内障を患っている場合は手術が受けられないという制限がある。

また、レーシックは技術の進歩が速いということもあって、**10年前と現在では装置がまるで違う**といっていい。できる限り最新の装置、理論を導入しているクリニックを選ぶのが賢明といえよう。

ＡＧＡ（男性型脱毛症）治療——抜け毛薬は病院で処方される時代

多くの男性が悩んでいるのが、いわゆる「ハゲ」だ。ハゲとひと言にいってもさまざまな種類のものがあり、それぞれに特徴や原因がある。

なかでも多いのがＡＧＡで、これは「男性型脱毛症」と訳される。思春期以降にこめかみや生え際が後退していき、頭髪が失われていく症状である。

女性の場合にもＡＧＡはあり、こちらは「女性男性型脱毛症」と言われたりする。男性のように完全に頭髪がなくなるということはあまりなく、頭頂部を中心に頭髪全体が薄くなる、または頭髪全体が細くなるという特徴がある。

ＡＧＡは、「男性型」と名がついているように、男性ホルモンの一種であるＤＨＴが大きく関係している。このホルモンがヘアサイクルの成長期を短くするのだ。

簡単にいってしまうと、**ヘアサイクルが短くなって髪の毛がきちんと育つ間がなく、新しい毛髪を成長させてしまう**ということだ。

よく、年をとって毛が細くなった、柔らかくなったということを聞くが、これはヘアサイクルが短くなって、うぶ毛の状態までしか育たなくなった状態ということになる。こうした状況が見て取れたら、ＡＧＡを疑ってみるべきかもしれない。

ＡＧＡは、テレビＣＭ等でもいわれているように、病院で治療が受けられる。厚生労働省が２００５年に「プロペシア」を認可したことで一気に話題となった。

プロペシアは、日本で唯一の経口のＡＧＡ服用薬で、主成分のフィナステリドには、ＤＨＴ生成に必要なリダクターゼという酵素の働きを抑える作用があるため、ＡＧＡ型脱毛を抑制する効果を発揮する。

飲み薬としては、日本ではプロペシアなどが有名だが、外用薬や施術法などには他にもさまざまなものがある。

塗り薬としては、日本では「リアップ」という名前で売られている「ミノキシジル」もかなり有効性が高い。

これまで抜け毛、脱毛用の薬は、市販の医薬品というものがほとんどだった。だからこそ本当に効果があるのか疑わしいというものも多かったわけだが、現在は病院で処方してもらえるものも多く、その効果はもちろん医学的に認められている。

今や、ハゲに悩むことがあったら、病院に相談する時代になった。

ＡＧＡ治療をおこなっているのは、美容皮膚科、皮膚科、内科系のクリニックだが、クリニック選びの際は、なるべくＡＧＡの治療を専門におこなう体制、メニューが整っているところを選びたい。

——アンチエイジングには「安さ」より「安全性」を

5章

この食事が「体の酸化」を防ぐ

「体の酸化」が見た目を老けさせる

前章で紹介した医療技術は、どれも体の外側から足りないものを補って、見た目を劇的に若返らせる技術である。それでは反対に、今度は体の内側から働きかけて、見た目の老化を食い止める方法はないのだろうか。

それを考えるにあたっては、「何が老化の原因なのか」ということを考えるべきであろう。この問いに答えることはなかなかひと筋縄ではいかない（老化学説自体、さまざまなものが唱えられており、しかもどれかひとつが正しいわけではなく、それらが複合的に絡み合って老化していると考えられる）が、ここではアンチエイジングの権威として素晴らしい実績を挙げている、フランスのクロード・ショーシャ博士の理論を紹介しよう。

ショーシャ博士は、抗加齢医学・予防医学の専門医で、世界抗加齢医学会の副会長も務める実力派である。俳優、スポーツ選手、王族など世界中のセレブリティを患者に持ち、医学界、栄養学界、美容界などからも高い支持を得ている。それ以上に35年もクリニックが続き、それだけ通い続けている人がいるということが、ころころ変わるアンチエイジング理論やテクニックの中で信頼がおけるといえる。

私自身、ショーシャ博士のメソッドに非常に感銘を受け、彼のクリニックで直接指導を仰いで、ショーシャ式の治療を取り入れた「和田秀樹　こころと体のクリニック（現在はルネクリニック東京院）」を開設した。そのショーシャ博士が35年にわたる細胞研究の結果導き出した答えは、**「老化の原因とは〝細胞の炎症〟である」**ということだ。

私たちの体を形成する細胞は、細胞膜というもので包まれているが、〝炎症〟とはこの細胞膜に傷が付いた状態である。たとえば、足首を捻挫すると、急に赤くなって腫れ上がり、痛みや熱を持つようになる。これは、傷を修復するために体内でさまざまな物質が分泌されている証拠だ。

細胞においても同様のことが起こっており、細胞膜が傷つくと、細胞膜を構成しているさまざまな物質の構成が崩れ、細胞に栄養が行き渡りにくくなるのだ。

私たちの皮膚、髪、内臓、脳、骨……、すべての器官は細胞でできている。その**細胞が傷つき、パフォーマンスを下げることが、あらゆる老化現象の原因**となるというのがショーシャ博士の理論である。

ちなみに、活性酸素などのフリーラジカルが体内に侵入して酸化させることでも、細胞は傷つき炎症を起こす。反対に、細胞が炎症を起こすと、体内にフリーラジカルが増えてさらに酸化を加速させる。

つまり、私たちが心がけるべきことは、「細胞の炎症を防ぐ」＝「体の酸化を防ぐ」ということなのだ。

「体の酸化を防ぐ」ことこそ老化を遠ざける

「若さ」とは健康な腸から生まれる

年齢を重ねれば、細胞の炎症はある程度は必ず起こるものだ。それは誰にも避けられない。

ただし、炎症を最小限に抑えることは可能だ。ショーシャ博士は、細胞の炎症を極力抑えるようにすれば、**「50歳の見た目のまま120歳まで生きることも可能」**だと言う。

そのためには、細胞が必要としている栄養素をきちんと送り届けて丈夫にすること。そして、炎症が起きたときに速やかに修復できるようにすることだ。

細胞が喜ぶ栄養素についてはあとで解説することにして、ここではどうすれば炎症を食い止めることができるかについて考えよう。

まず心がけたいのが、腸を健康に保つことである。というのも、**腸は食物を消化・吸収する重要な器官であるだけでなく、小腸には人の免疫細胞の80パーセントが集まっている**からだ。

食物を充分に消化・吸収できなければ、せっかくの栄養素を細胞に送り届けることができない。

また、免疫は細胞を傷つけるような異物を排除してくれたり、修復の手助けをしてくれたりする。

たとえば、フリーラジカルが体内に侵入すると、細胞の中心に入り込み、遺伝子コードを書き換えてしまう。これはがん細胞のもとになるものだが、このように遺伝子コードが書き換わってしまった細胞も、免疫があれば退治することができる。

さらに、腸の状態が悪いと、全身に悪影響が出る。わかりやすいところでは、便秘気味のときには吹き出物ができたり、肌がくすみやすくなったりするが、これは腸が毒素を排出しきれず、血液によって全身に運ばれてしまうからだ。

自分の腸の状態を知りたいと思ったら、まずは肌の状態をチェックするといいだろう。**肌はいわば「腸の鏡」**というべきもので、肌にブツブツができていたり、キメが粗くなっていたり、毛穴が開いていたりしたら、腸も同じ状態にあるといえるのである。

反対に、キメが整って滑らかな肌であれば、腸の状態も良好であるという証拠だ。

腸が健康になれば、体に必要な栄養がぐんぐん吸収され、不要なものはしっかり排出できる。フリーラジカルから細胞を守り、炎症も抑えることができる。

腸の健康状態は、見た目を若く保つにも、体の健康を維持するにも、非常に大きな影響を与えているのである。

腸を健康に保てば見た目も若くいられる

あなたにもある「見えない」食物アレルギー

腸を健康に保つためには、腸への負担を軽減することが肝要である。

そこで注意したいのが、「アレルギー」だ。

アレルギーというと、みなさんは何を思い浮かべるだろうか。花粉症、卵やそばなどの食物アレルギー、鼻炎、喘息……。もちろん、これらは注意すべきアレルギーの症状だ。でも、それだけではない。前述のアレルギーは基本的にIgE《アイジーイー》という免疫グロブリンが関与した急性型のアレルギーである。じつは、**IgG《アイジージー》という免疫グロブリンが関与した、症状が軽い代わりに、もう少し長く続くアレルギーがある**のだ。このアレルギーには自分では気がつかないことが多い。

ショーシャ博士のクリニックでも私のクリニックでも、患者さんにどんなアレルギーがあるかを調べる検査をおこなっている。その結果から見ると、何かしらの食品にアレルギーを持っていない人は、ほとんどいないと言っていい。

誰でも、何かの食品にはアレルギーを持っている。食べると舌がちょっとピリッとする、疲れやすくなる、消化不良を起こしやすい、胸やけがするなど、アレルギーの症状は多岐にわたる。これは、ひとりひとり免疫反応が異なるためで、アレルギーとひと口に言っても、さまざまな症状が出るのである。そのため、自分がどんな食品にアレルギーを持っているか、把握できていないこともしばしばである。こうした目に見えにくいアレルギーは、腸の健康を保つためには非常に厄介な存在だといえる。

しかし、気付かない程度の症状であっても、慢性的に続けば、細胞の炎症を引き起こし、老化のスピードを上げてしまうことになるので、なるべく避けるに越したことはない。とくに前述のIgG型のアレルギーは腸の中で起こるうえに、長く続くものだから要注意だ。

となると、自分がどの食品にアレルギーを持っているかを認識していくことが必要になる。これを正確に判定するには、ちゃんと医療機関で検査を受ける（ただし、日本ではIgG型のアレルギーを調べてくれるところは少ない）しか方法はないのだが、自分でもある程度、予測していくことは可能だ。

「この食品を食べたあとは、体がだるくなりがちだ」「これを食べると、なんか胸が気持ち悪くなる」など、体の声に敏感に耳を傾ける。そういう食材を避けるようにするだけで、アレルギーの悪影響を遠ざけることができるのである。

不思議なことに、自分が好きな食材ほどアレルギーを引き起こすもとになっていたりする。もし心当たりのある食材があれば、なるべく避けるようにしたほうが賢明である。

自分の体調を注意深く観察すること。そうして、〝見えない〟アレルギーから腸と体を守ることを心がけよう。

慢性アレルギーのもととなる食品を遠ざけよう

自分のアレルゲンを見つけよう

今のところ、アレルギーの反応を抑えるには、アレルゲンとなる食品を避けるしか方法がない。IgGがからんだ慢性アレルギーの症状はわかりにくいことが多いため、心配な人はアレルギー検査を受けておくといいだろう。

しかし、日本の医療機関では、保険が適用される範囲では13項目しか調べられないのが現状だ。また原則的にIgE反応しか調べてくれない。

フランスやアメリカの医療機関では、ハーブやスパイスまでを含む150～200種類もの幅広い食品についてIgEだけでなくIgGのアレルギーの有無を調べられる。そのため、ほとんどの食品アレルギーを見つけることができる。

それに対して、**日本でアレルギーの有無を正確に判断しようと思ったら、自由診療でなんとかするしかない。**

私のクリニックでは、123種類におよぶ食品のアレルギー検査をおこなっているが、こうした診療所を見つけて頼むしかないのである。

ちなみに、アレルギーの原因となりやすい食材は普段から口にしやすい食べものにも多い。食べたあとには体調の変化に注意を払っておくと自分でも気付きやすいだろう。

また、アレルギーは遺伝することが多いので、親にアレルギーがある場合は子どもにも同じアレルギーがある可能性が高い。

つまり、自分のアレルギーを把握することは、子どもの健康にも役立つことになる。

こうして**食物アレルギーを克服すると、腸が元気になって消化力がアップし、美しい肌、健康な体が手に入る。**

さらに腸内環境を整えるために、食物繊維や乳酸菌で腸内フローラ（細菌叢《そう》）を良好に保ち、ストレスを減らして充分な睡眠をとるのも注意しておきたいことだ。

腸内環境を整えて、美しい肌と健康な体を手に入れる

「食べすぎ」より「食べない」という害

ショーシャ博士の理論のなかでも、私がとくに共感したのは、**必要な栄養素をとらないと老化はかえって進む**というものである。

ビタミンは代謝に関わって体の調子をよくするし、タンパク質は臓器や筋肉、皮膚をつくる材料だ。コレステロールはホルモンや細胞膜の材料になるし、ブドウ糖が足りなくなれば脳がうまく働くことができない。

人間が「美味しい」と感じるのは、甘み、脂肪、うま味（アミノ酸＝タンパク質）だが、よくしたもので、これらはすべて人間に必要な栄養である。

つまり、**「食べたい」という欲求があるものを体が欲している**ともいえるわけで、私などはそう考えて、食べたいものを食べるようにしている。それに、いろいろなものを食べたほうが、微量栄養素の偏りもなくなって不足がないというものだ。

じつは、**人間の体にとって、「足りない」ことは「余っている」ことよりも悪い**のだ。

たとえば、年をとってくると次第に血管の壁が厚くなり、内側には脂質やマクロファージといった免疫細胞の残骸などが溜まって、血液の流れが悪くなるが、そうなると血圧も血糖値も少しくらい高めでないと、酸素や糖を脳まで行き渡らせることができない。

年をとると味付けの濃いものを好むようになるが、これは塩辛いものを摂って血圧を上げようとしたり、甘いものを食べて血糖値を上げようとして適応しようとしているともいえるのだ。血圧や血糖値を高めにしておくことを老化した体が求めているから、味付けの濃いものを食べたくなるのである。

血圧も血糖値も、死の間際にはどんどん下がっていく。血圧が30や40になると昇圧剤を注射するが、それで反応がなければ助かることはない。

反対に、**血圧が300になったとしても、脳に動脈瘤でもないかぎりは即死にはならない**。もちろんこれだけ血圧が高ければ、将来動脈硬化や心臓肥大の心配が出てくるが、すぐに脳の血管が切れてどうこうという状態にはならない。つまり、低血圧より高血圧のほうが危険が少ないわけで、「過剰」よりも「不足」のほうが人間の体にはよくないのである。

栄養に関しても同様で、すでに繰り返し言っていることだが、年をとってからのダイエットは体には害になるばかりだ。必要な栄養素が摂れなければ、細胞がみるみる元気を失って老化が加速してしまう。

ショーシャ博士は、「太りやすい体」も老化現象のひとつと考えており、細胞の炎症を防ぎ、若い頃の代謝を保てば、若い頃のように食べても太りにくくなると言う。大切なのは、食べないことではなく、細胞の炎症を抑える食材を選んだり、内臓に負担をかけない食べ方をすることなのだ。

「食べたい」という気持ちは体の欲求のあらわれ

良質な脂肪とタンパク質にこだわる

私自身は、食べたいものを食べればいいと考えているが、その際にはショーシャ博士の言う**「細胞の炎症を防ぐ食材」**をなるべく摂るように心がけている。

たとえば、同じ脂肪でも、**オリーブオイル**などに含まれるオメガ９脂肪酸、脂ののった魚に含まれるオメガ３脂肪酸は、細胞レベルで必要な脂肪だ。

しかし、マーガリンやマヨネーズに含まれるトランス脂肪酸、肉の脂身やバター、ラードなどに含まれる飽和脂肪酸は、血液をドロドロにして細胞の炎症を引き起こす張本人となってしまうのである。

だから、「ちょっとこってりしたものが食べたいな」というときには、なるべく「よい脂」を摂る。ドレッシングの代わりにオリーブオイルとレモンを絞ってサラダにかけたり、「昨日肉を食べたから、今日は魚にするか」、などとバランスを取るとよい。

タンパク質に関しても、私は前述のとおり、日本人は肉を１２０〜１５０グラム程度まで摂取量を増やすべきだと考えているが、毎日毎日、肉をこれだけの量食べるのはしんどいという人もいるだろう。

その場合は、**魚はもちろん、豆腐、納豆などの大豆製品**を代わりに摂ってもいい。

魚はオメガ３脂肪酸が摂れるし、大豆製品は良質なタンパク質が含まれているだけでな

オメガ3脂肪酸を多く含む食品

細胞膜を柔らかくし、代謝や血行、免疫反応をアップする作用がある。

○脂肪が多めの魚（サーモン、マグロ、サンマ、サバ、ウナギ、イワシ、ブリなど）　○クルミ（ローストしていない生のもの）　○キャノーラ油、亜麻仁油、麻オイル、シソ油

オメガ9脂肪酸を多く含む食品

細胞の炎症を抑え、悪玉コレステロールを減らす。脂肪燃焼作用もあるのでダイエット向き。

○エキストラバージン・オリーブオイル、キャノーラ油
○アボカド　○フォアグラ　○ガチョウやアヒルの肉

トランス脂肪酸を多く含む食品

加工された油のことで、血液中の悪玉コレステロールを増やし、細胞の炎症の原因となる脂肪。加工食品の大部分に含まれているので、完全に避けるのは難しいが、なるべく注意すること。

○インスタント食品（カップヌードル、インスタントラーメン、缶のスープ、カレーやシチューのルウなど）
○調味料（マーガリン、マヨネーズ、ピーナツバター、コーヒーフレッシュなど）
○油を使った料理（から揚げ、ピザ、コロッケ、天ぷらなど）
○お菓子（ケーキ、アイスクリーム、チョコレート菓子、ポテトチップス、菓子パンなど）

飽和脂肪酸を多く含む食品

常温では固体のままの脂肪のため、体内でも固まりやすく、血液をドロドロにする原因に。悪玉コレステロールを形成して、細胞や細胞膜を傷付ける。

○バター　○ラード　○肉の脂身（バラ肉や鶏の皮など）　○ミルクチョコレート

良質なタンパク質を含む食品

○鶏肉　○赤身の肉　○魚　○ゆで卵　○大豆製品（豆腐、納豆、がんもどきなど）

く、ミネラルや食物繊維も豊富だ。さらに、大豆には女性ホルモンと同じような働きをする「イソフラボン」も含まれているので、女性にとっては嬉しい食材といえる。

ちなみに、ショーシャ博士の理論では、１日に必要なタンパク質の量を、赤身の肉＝「身長（㎝）＋１００」グラム、白身の肉（鶏肉など）＝「身長（㎝）－40」グラムと規定している。身長１６０㎝の人なら、赤身の肉は２６０グラム、白身の肉は１２０グラムが１日に必要ということだ。

それから考えると、**私が言っている1日120〜150グラムの肉というのはまだ少ないくらい**なので、よい肉をそのくらい食べ、魚も食べ、それにプラスして大豆製品を摂るくらいに考えたほうがいいかもしれない。

加工食品と常温で固体の油は摂らない

赤・黄・緑の色濃い野菜で「体の錆びとり」を

細胞の炎症とはすなわち体の「酸化」のことだが、食品のなかには抗酸化作用を持つものがあるので、これらを上手に活用して、体のなかから「錆び」ないようにすることも重要だ。

とくに、**赤・黄色・緑といった色の濃い野菜は、高いアンチエイジング効果**が認められている。

緑黄色野菜の天然色素には、αカロテン、βカロテン、リコピン、ルテインといったカロチノイド類が豊富で、これはなんとビタミンEの1000倍もの抗酸化力を持つといわれている。

カロチノイド類が豊富な野菜は、**ニンジン、トマト、ホウレンソウ、グリーンピース、ブロッコリー、エダマメ**など。

そのほか、緑黄色野菜ではないが、**キャベツ**や**ハクサイ**は抗酸化物質のビタミンA、E、Cが豊富に含まれており、**セロリ、カブの葉、トウモロコシ、アボカド、メロン**などは強力な抗酸化物質のルテインを多く含んでいるおすすめの食材だ。ルテインは熱に強く、**油と一緒に摂ると吸収がよくなる**という性質があるので、調理しても成分を損なうことなくいただける。

また、果物のベリー類には、脳と心臓を保護する抗酸化物質、アントシアニンが豊富で、もちろん細胞の炎症を抑える作用もある。ベリー類というと、ブルーベリー、ラズベリー、ブラックベリー、カシスなどだが、日本人におなじみのイチゴにももちろんアントシアニンが含まれているので、ぜひ意識して食べていただきたい。

ベリー類以外では、リンゴ、プラム、ピーマンもアントシアニンが豊富である。

ところで、みなさんが野菜を食べるとき、「生野菜は体を冷やす」という理由で避けるようにしていないだろうか。

じつは、野菜や果物には消化を助ける酵素が含まれているのだが、これが熱に弱く、加熱調理すると壊れてしまうのだ。一般的に48℃の熱を加えると、酵素は死滅するといわれているので、煮たり焼いたりした野菜にはほとんど含まれていないことになる。

酵素は人間にとって非常に大切な役割を果たすもので、普通に消化しようとすると何日もかかってしまう食べものであっても、酵素があればわずか数秒で完了、ということがあるほど強力な力を発揮する。

腸を始めとする内臓にも優しいし、体を浄化する作用もある。

あまり生野菜を忌避することなく、積極的に摂っていただきたい。

緑黄色野菜は抗酸化作用が高い

食事に合った「内臓リズム」を知る

食材の選び方だけでなく、どんなふうに食事を摂るかでも、内臓に負担をかけない方法がある。

この方法は、ショーシャ博士の理論の中核をなすもので、「タイムリー・ニュートリション」（適時栄養摂取）と呼ばれている。

どういうものかというと、**「臓器の活動時間に合わせて、最適な食事を摂る」**という方法である。

つまり、食べたいものをがまんする必要はないが、それぞれの栄養を摂る時間を内臓ごとのリズムに合わせよう、ということだ。

私たちの内臓は片ときも休みなく働いているわけではなく、それぞれ決まった活動時間を持っている。その活動時間を無視して、内臓が休んでいるときに栄養を摂ると、臓器に負担がかかってホルモンバランスなどが崩れてしまう。その結果、細胞の炎症がもたらされることになるのだ。

さらに、各臓器には決まった活動時間があるほか、消化や代謝における役割も異なるので、ここで消化に影響をおよぼす主な臓器について簡単にまとめてみよう。

肝臓

脂肪を消化してタンパク質を合成したり、アルコールやアンモニア、食品添加物などの有害な物質の解毒をおこなう。**活動のピークは午前11時**ごろ。

膵臓

体内に糖が入るとインスリンの分泌を促し、血糖値を下げる。また、各種消化酵素の分泌もおこなっている。昼すぎから活発になり、**夕方あたりにピーク**を迎える。

腎臓

血液に含まれる不要なものを濾過して尿として排出すると同時に、必要なものは再吸収させる。夕方から活発になりだし、**夜によく働く**。

胃

体内に入ってきた食べものを消化酵素と混ぜ合わせ、吸収しやすい状態にして消化を助ける。**昼すぎから夕方にかけてがピーク**。

臓器が活発に動く時間帯に食事を摂る

消化を司る臓器の代謝活動リズム

消化に関わる肝臓、膵臓、腎臓、胃は、それぞれ代謝活動のリズムが決まっている。
このリズムに合わせて食事を摂るのが、「タイムリー・ニュートリション」の基本。

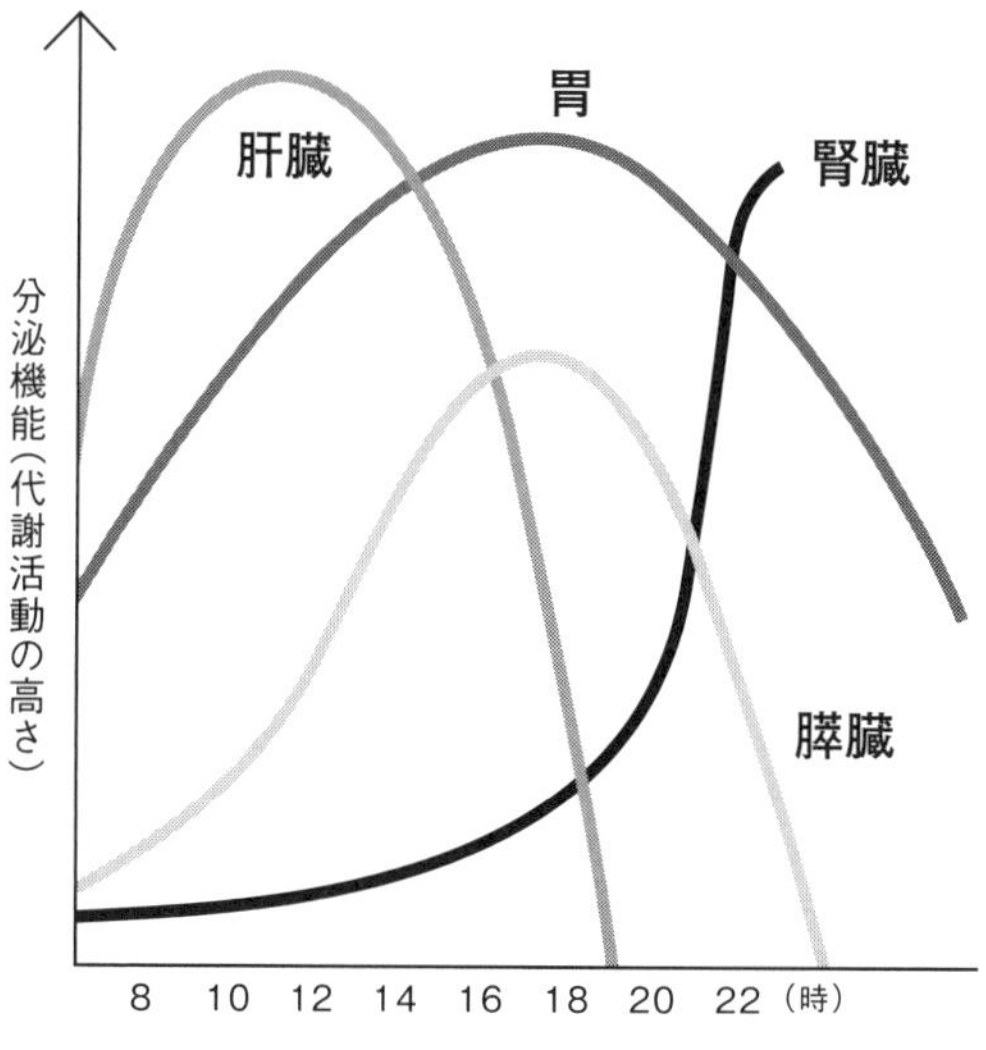

ショーシャ博士の提唱する「タイムリー・ニュートリション」の概念図

「1日3食＋間食」がやっぱりベスト

前に臓器の働くリズムについて紹介したが、これに合った食事の摂り方を考えると、「1日3食＋間食」がベストということになる。

体の機能をスムーズに働かせるためには、一定のインターバルで栄養補給をしたほうがよいので、その意味からも理にかなっているといえよう。

それでは、各時間帯に合わせてどんなふうに栄養をとっていけばいいかを紹介しよう。

朝食（7〜9時）

朝に消化活動が盛んなのは肝臓だ。肝臓の役割は脂肪の分解とタンパク質の合成なので、**朝のうちに1日のエネルギーのもととなる脂肪とタンパク質**を摂る。

また朝食では、炭水化物は少量にとどめておこう。効率のよいエネルギー燃焼のためには炭水化物は必須だが、インスリンの分泌を促す膵臓がまだ眠っているので、ご飯ならお茶碗1杯、食パンなら1枚程度と、軽めにしておくのが無難である。

野菜や果物は100グラムほど摂るといい。

「朝から脂肪とお肉!?」と驚かれるかもしれないが、これがもっとも内臓への負担が少ない方法である。

とはいえ、朝からステーキを食べなくてはいけないというわけではない。**日本の伝統的な朝ごはんのように、焼き魚に納豆、豆腐や野菜の入った味噌汁という食事内容は、ショーシャ博士も絶賛**するベストな食事内容だ。

魚には良質な脂肪がたっぷり含まれているし、納豆や豆腐もよいタンパク質が摂れる。味噌汁には野菜も入っていて、非常にバランスのよい朝ごはんだといえる。

他には、ゆで卵や鶏肉などは、脂肪もタンパク質も良質で、朝ごはんに食べても胸がもたれたりすることがないのでおすすめだ。

昼食（12～14時）

ランチどきも、肝臓の代謝機能はまだ高い。そこで昼食も、朝食と同様、タンパク質をメインに摂るのが正解だ。

野菜は朝食よりも多めに250グラム程度を目安としよう。また、エネルギーを効率よく燃やすために少量の炭水化物を摂ること。

ここでも、**サバやブリなどの焼き魚定食や、マグロやサケなどの刺身定食は理想的な食事内容**である。

魚のなかでも、とくにサケにはオメガ3脂肪酸が豊富で、抗炎症作用があるため、ショーシャ博士も毎日1～2切れのサーモンを食べるのがいいと太鼓判を押すほどの食材だ。

アメリカのアラスカ州では魚の養殖が禁じられているため、アラスカ産のサーモンは天然モノであることが保証されている。北洋の大海で育ったサーモンは脂もたっぷり乗っているので、こうした品質のよいものを選ぶといいだろう。

間食（16～17時）

いわゆる「おやつ」のことだが、**「3時のおやつ」ではなく「4時のおやつ」**と心得よう。16～17時ごろになると、ようやく糖を分解してくれるインスリンを分泌する膵臓の働きがピークになる。甘いものが食べたいときは、この時間帯がベストだ。

糖は吸収が早いので、膵臓がまだ眠ったままの状態で甘いものを食べると、膵臓への負担が大きくなってしまう。眠っているものを無理やり起こして活動させるようなもので、膵臓が疲れてしまうのだ。すると、肝臓や他の細胞にもダメージが蓄積されてしまう。

それゆえ、朝や昼は炭水化物を「少量」のみ摂ることをおすすめしているのだが、この**間食の時間だけは甘いものを摂っても大丈夫**なのである。

ショーシャ博士がおすすめしているのは、**カカオ成分が70パーセント以上のダークチョコレートを2かけら**程度。

カカオは抗酸化物質を含むほか、セロトニンやドーパミンも作ってくれる嬉しい食材である。それに、ダークチョコレートは血糖値を急激に上げることがないので、体にも優しい。

また、この時間帯に果物を摂るのもおすすめである。リンゴ、イチゴ、ベリー類、モモ、オレンジ、洋ナシ、プラムなどは抗酸化作用も高いうえ、やはり血糖値を急激に上げることがないので、内臓への負担も少ないといえる。

夕食（19〜21時）

朝、昼と、めいっぱい働いてきた肝臓と、「4時のおやつ」で活発になった膵臓が休む時間。夜は、肝臓と膵臓をきちんと休ませ、働いているのは胃と腎臓のみにするのがベターだ。

肝臓を休ませるためには、肉類などの動物性脂肪を控えて、野菜中心の夕食にすること。動物性脂肪は、体内で完全燃焼できないため、肝臓への負担が増えるからだ。

ただし、魚の脂肪やエキストラバージン・オリーブオイルなどはＯＫだ。

また、膵臓を休ませるため、炭水化物、砂糖、アルコール、果物などもなるべく控えたい。酒好きの人にとってはアルコールを控えるのが難しいかもしれないが、**赤ワインをグラスに1〜2杯程度なら飲んでも構わない**。アルコールは急激な血糖値上昇を招くので、食事前に飲まず、食事中に飲むようにすること。水も一緒に飲んで体内のアルコールを薄めるように心がけよう。

朝・昼でタンパク質を摂り、「4時」におやつ、夜は野菜をメインに

基本は「タンパク質から先に摂る」

臓器の働く時間帯に合わせて食べる「タイムリー・ニュートリション」は、細胞を炎症から守るだけでなく、腸内環境を整え、免疫機能も高めてくれる。

「いつ、何を食べるか」ということを意識するだけで、体も見た目もぐんと若返るのだ。数々の実績を上げているショーシャ博士のお墨付きだ。

この「タイムリー・ニュートリション」をおこなううえで、さらに効果を高めるポイントが2つあるので紹介しておこう。

1つめのポイントは、食事では「タンパク質から先に摂る」、ということである。

炭水化物や糖分を先に食べると、血糖値が急激に上昇してしまい、インスリンがどっと出てしまう。それは膵臓に負担になるし、血糖値がまた下がり、なかなか満腹感が得られない。先にタンパク質を食べるとその上昇が緩やかになる。その分、内臓に負担がかかりにくい。

まず、肉や魚、大豆製品などを食べ、それからご飯やパン、最後にデザートという順番を守ること。どんなときでもこの順番で食事を口にするようにすると、食事によって血糖値が激しく上下せず、細胞の炎症を防ぐことができる。

2つめのポイントは、**毎食エキストラバージン・オリーブオイルを大さじ1杯**程度摂るように心がけること。

オリーブオイルは抗酸化作用に優れ、体脂肪を燃やす手助けをしてくれる。それに、腸に働きかけて便秘を防ぐという効果もある。

なかでもエキストラバージン・オリーブオイルは、果実を圧搾するだけで抽出した、混じりっ気のない非加熱のオイルだ。食感が軽くフルーティなので、他のオイルとは違ってそのまま飲むことができるくらいである。

ドレッシング代わりにサラダにかけたり、バターの代わりにパンにつけたり、和えものやマリネに使ったり、意識的にエキストラバージン・オリーブオイルを摂ってほしい。オリーブオイルに含まれているオメガ9脂肪酸は熱に強いので、加熱調理も可能。とても使い勝手のよい油である。

小腹が空いたときに大さじ1杯のオリーブオイルを飲むのも、腹もちをよくしてくれるのでおすすめだ。

ショーシャ博士は、「マイ・オリーブオイル」を持ち歩くほどのオリーブオイル信者である。同じエキストラバージン・オリーブオイルでも、商品によって風味が異なるので、自分のお気に入りを見つけてみるのも楽しいかもしれない。

「毎食オリーブオイルを大さじ1杯」を忘れずに

抗酸化作用の高いサプリメントとは？

普段から抗酸化作用のある食べものをとっておくと、老化のスピードを遅らせることができる。

しかし、外食がちでなかなか思うように抗酸化物質をとれないという人は、サプリメントで補うといいだろう。

とくに**思秋期世代からはサプリメントの活用**を心がけてほしい。なぜなら、若いうちは自分の体内で抗酸化物質を作れるのだが、年齢を重ねるほどその力が衰えていくからである。

抗酸化作用の高いサプリメントは以下のとおり。

- ビタミンE——細胞の酸化を予防する
- βカロテン、またはビタミンA——発がん性物質を破壊する
- セレン——フリーラジカルの除去
- ビタミンC——体内の酵素の活性化
- グリソディン——抗酸化酵素を豊富に含む

最後に挙げたグリソディンとは、メロンから抽出したエキスを小麦タンパクで包み、吸収しやすくしたもので、フリーラジカルを除去して細胞を守る効果がある。薬局や通販で購入可能だ。

これらは誰にでもおすすめできる老化予防のサプリメントだが、もっと**本格的にアンチエイジングに取り組みたい人は、尿検査をするとその人の個別の老化予防ができる。**

尿を調べると、自分に何の代謝物質が足りていないかがわかるので、それをサプリメントで補っていくという、いわばオーダーメイドのアンチエイジング法だ。

ショーシャ博士は誰にでもすすめられる老化予防を唱える一方で、こうした個別の老化予防も実施しているのだが、それこそがひとりひとりの確実な効果、実績へとつながっていると考えられる。

私が香港のショーシャ先生のクリニックで検査した結果では、マグネシウム、ビタミンB_6、カルニチン、αリポ酸などが足りていないのだが、どうやらこれらを私の普段の食事で補い切ることは難しいようなので、こうしたサプリメントを日常的に摂取するようにしている。

もちろん、本書で紹介しているやり方によって、誰でも一定の効果は出せるはずなので、こうした検査はもっと万全を期したい人向けである。まずは、本書ですすめている方法を実践してみることだ。

ショーシャ博士の理論をもっと詳しく知りたい方は、彼の著書『30日間で10歳若返る!』

（日経ＢＰ社）、『カラダの中から美しく痩せる〈ショーシャ式〉体内リズムダイエット』（永岡書店）をぜひ参照してみてほしい（アマゾンなどでは中古本が買えるようだ）。

細胞の炎症と体の酸化を防ぐ生活習慣を身に付けると、内臓だけでなく見た目も確実に若くなる。反対に、見た目を若くすることで、代謝が活発になって細胞の炎症や体の酸化の予防ができる。

こうやってアンチエイジングの相乗効果を得ることが、思秋期世代の人がこれからも元気に年を重ねていくための秘訣なのだ。

足りない抗酸化物質はサプリメントで補う

6章

思秋期からの「お金」と「仕事」

お金を使うなら老後ではなく思秋期

前章までで紹介した美容皮膚科や審美歯科の施術にしろ、ホルモン補充療法にしろ、サプリメントにしろ、若さを保とうと思ったらお金がかかる。

服を新調したり、美味しいものを食べに行ったり、旅行や趣味にいそしむのにもお金がかかる。脳の老化予防のために勉強するにも、恋愛や遊びをするのもお金がかかる。

しかし、**かけられるお金があるのなら、思秋期の今こそかけるべき時期である。**

若いうちは健康にも見た目にも無頓着だったのに、60代、70代になってから高額なサプリメントや健康食品をせっせと買い込んだりするお年寄りはたくさんいるが、はっきり言ってその年代になって慌てても、効果はそれほど期待できない。

それよりは思秋期のころから小出しにメンテナンスをおこなっておくほうが、若さを長く保てるし、病気や老化も防げる。

老化を遠ざける生活を今から送っていれば、いきなり体や脳にガタがくることもない。そうやって年を重ねていくほうが、結局は老人になってからもお金がかからないのだ。

思秋期の時期にがまんを重ねて生活していると、早く老け込んでしまう。

もちろん、子どもの教育費が必要だとか、家のローンが残っているだとかで、どうしてもお金をかけられない人もいるかもしれない。

しかし、**「老後に備えてお金をとっておこう」と考えて、がまん生活・節制生活を送っているとしたら、考えもの**だ。

思秋期に節制していた場合、いざ老後が来てみたら、不健康で気力が湧かず、見た目もヨボヨボ、何もやる気が出ないということも充分あり得るのだ。

「老後のために」と考えたはずが、それによって肝心の老後が灰色になってしまっては意味がないのである。

また、リタイア後に旅行に行ったり贅沢をしたり、年をとってから楽しめばいいやと思っている人も、よく考えてみたほうがいいだろう。

思秋期にがまんを重ねて脳も体も早く老いてしまったら、それこそ年をとったとき、お金はあるが使う気力がないという場合も珍しくない。

最後の最後まで充実した人生を送るためには、思秋期こそお金のかけどころだと心得よう。

思秋期世代にもなれば、若いころよりは収入もあるだろう。子どもが独立すれば、子どもにかかっていたお金も浮く。

老後の心配をするなら、お金ではなく、心身の健康と若さを心配するべきなのだ。

思秋期こそお金の使いどころ

老後のお金の心配はしなくていい

世間では、老後の心配をあおって貯金をすすめる風潮がある。

しかし、実際のところ老後にはほとんどお金がかからない仕組みになっているのが、日本という国である。

誤解を恐れずに言えば、現在、そこそこの大企業に勤めていて、定年まで大過なくすごす自信があれば、**老後に備えた貯金は1円たりとも必要ない**。

なぜなら、生活費を賄えるだけの年金がもらえるし、退職金ももらえる。企業年金まで入っている場合は、生活費を払ってもお釣りがくるくらいである。

それに、介護保険を使えば、寝たきりになったときに入る有料のホームの入居費用はひとりあたり500万円程度ですんでしまうところも多いのだ。今は、これさえ取らない(多少は月々に払う金が高くなるが)ところも増えている。

よく言われることだが、有料老人ホームに入居する場合、介護保険が使える要介護認定の下りた人であっても、月々の家賃や食費は全額自己負担になる。しかし、夫婦で入居したとしても、一般的には月20万~25万円程度というところなので、これは年金で賄える額だろう。

たとえば、要介護3の人の場合、利用限度額は月27万円前後なので、約3~9万円の自己負担ですべての介護が受けられるのだ。これは在宅の場合の費用で、特定施設に認定されたホームだと月に２〜８万円の自己負担だ。

ちなみに、要介護３とは「立ち上がりや歩行などが自力では困難で、支えが必要。排泄や入浴、衣服の着脱などに全面的な介助が必要。いくつかの問題行動や理解の低下が見られることがある」という人のこと。

要介護度には１〜５まであり、数字が大きくなるほど介護が必要で、限度額の上限も高く設定されている。

それで、なぜ入居費用が５００万円で収まるかといえば、**ホーム側からすると入居者からの家賃や食費に加えて、介護保険からも安定した収入が得られるため、昔に比べて有料老人ホームに価格破壊が起こっている**からだ。それによって最初の入居時の費用が抑えめに設定されているのである。

ただし、これは「特定施設入居者生活介護」の指定を受けた有料老人ホームに限られる。この指定を受けた老人ホームのことを「介護付有料老人ホーム」というが、そうでない施設は「住宅型有料老人ホーム」と呼ばれる。

後者の「住宅型有料老人ホーム」でも、もちろん介護サービスを受けられる。しかし、前者の施設では要介護ごとに固定額の介護報酬が得られるため、寝たきりになって多くの介護が必要になっても自己負担額が一定ですむ。

それに対して、後者の施設は介護サービスを使っただけ自己負担額が増えるシステムになっているので、介護がほとんど必要ない人にとっては安くすむ場合もあるが、寝たきりなどで多くの介護が必要になってくると、大きな額が必要になるケースもある。それでも、介護保険の範囲内のサービスなら、限度額いっぱいまで使っても、自己負担がもっとも低い場合は3万６０００円程度ですむはずだ。

さらに安く抑えようと思えば、公的機関や社会福祉法人などが運営する特別養護老人ホーム（特養）が選択肢に上がってくるが、こちらは待機者が全国で27・５万人とも言われているので、運よく入れるともかぎらない。

それを考えると、民間の老人ホームを視野に入れておいたほうがいいが、それでも**立地やサービスがそれなりにいい老人ホームは、探せば入居費用が５００万円前後ですんでしまう**のである。

このくらいなら、大企業に勤めている人なら、生活費を差し引いた年金の余りと退職金ですべて賄えてしまう。そんなわけで、「老後に備えた貯金は1円たりとも必要ない」ということになるわけだ。

「自分が勤めているのは大企業ではないし……」

こう不安に思っている人も安心してほしい。

結局のところ、寝たきりになったときに必要なお金は「５００万円」でいいのである。

実際、ヨボヨボになったときには、旅行に行くわけでもなし、習い事をするでもなし、それほどお金はかからない。

それほどたくさんの額でなくても、とにかく普段の生活ができるだけの年金（厚生年金レベル）がもらえる予定なら、ひとり500万円、夫婦2人なら1000万円の貯金さえあれば、老後の金銭面での心配は杞憂にすぎないのである。

「寝たきり」になったときに必要なのは500万円

老後に必要なのはいくらか？

老後のために必要なお金としてもうひとつ考えておきたいのが、趣味に使う分である。

前述したとおり、寝たきりになってしまえば、お金を使おうと思ってもたいして使い道もないが、リタイアしてから寝たきりになるまではまだまだ時間がある。

そんな元気な時期に、お金がなくてやりたいことをがまんしなくてはならないというのもつまらない。ようやく仕事や子育てから解放されて、時間が自由に使えるのだから、好きなことをするためのお金だけは確保しておきたいところだ。

年に2回は海外旅行に行きたいとか、私のように映画を撮りたいというのであれば、稼ぎがなくなってからもそれが実現できるように、あらかじめ金額をざっくりとでも計算して蓄えておく必要がある。

地元の郷土史を調べたいとか、草花を育てるのが好きだというのなら、それほどお金は必要ないかもしれないが、それも計算して蓄えておく。

要は、自分の趣味に見合った金額を各自で判断して貯金しておく必要があるということだ。

前に述べた、寝たきりになったときに必要な額とあわせると、老後に必要な蓄えは**「年金の不足分（生活費に足りない部分）＋500万円（老人ホーム代・夫婦の場合は1000万円）**

＋趣味に使う分」ですべて、ということになる。

よく雑誌などのライフプランニングでは、老後に必要なお金が数千万円と見積もられていたりするが、そんなにたくさんのお金があっても、いったい何に使うというのだろうか。

確かに、日々の生活費に足りるだけの年金をもらえない場合は、その分も考慮して貯蓄しておく必要がある。

しかし、一般的なサラリーマンの家庭なら、少ない人でも月20数万円は年金がもらえるはずだ。持ち家があるなら十分、生活できる範囲内だろう。

また、将来的に年金の受給額が減るという不安もあるが、年金が国の制度であることを考えると、食べるのに困るほど減らされるとは考えにくい。

私には、世間の人々が「不安、不安」という言葉に惑わされて、その必要もないのに貯金に励んでいるように見える。もし万が一、生活が成り立たなくなったときには、日本には生活保護という制度もあるのだ。これまで高い税金を払ってきたのだから、必要があるときには、開き直ってそうしたセーフティネットを利用すればいいだけである。

繰り返しになるが、老後に必要なお金は「年金の不足分（生活費）＋５００万円（老人ホーム代・夫婦の場合は１０００万円）＋趣味に使う分」ですべてである。極端なことを言えば、それ以外のお金は思秋期に老化予防として使ってしまっても問題はないのだ。

趣味に使う分だけは貯金しておく

やりたいことは早めに探しておく

趣味に使うお金について述べたが、もしも今とくに趣味と呼べるものがないという人がいれば、ぜひとも老後に備えて、今からやりたいことやライフワークを作っておくことをおすすめする。

というのも、前頭葉が衰えてしまってから何かを新しく見つけようと思っても、意欲が失せてしまっていて、とてもそんな気にはならないからである。

私が見るかぎり、**女性はわりと上手に趣味や好きなことを見つけられるようだが、問題は仕事一辺倒の男性**だ。

仕事は定年を迎えればそれで終わり。そのとき、好きなことに時間を費やせればいきいきと充実した生活になるが、仕方なく時間をつぶすことしかできなければ、毎日がつまらないものになってしまう。

よく定年退職後の男性のことを「濡れ落ち葉」などというが、これは自分でやりたいことがないため、妻が外出しようとすると「ワシも行く」といってどこへでもついてくる様子をあらわした言葉だ。

今、仕事に燃えていて自信満々の人ほど、老後は「濡れ落ち葉」になりやすい。すると、反対に老後はすっかり自信を失ってハリのない生活になってしまい、老人性うつにもなりやすくなってしまう。

年をとってからのうつ病は怖い。ただでさえ神経伝達物質の分泌も減り、前頭葉も老化していて感情の切り替えがしにくくなっている年代だ。70歳以上の自殺者は年間６０００人を超えるのである。

だから、老後は鬱々とした気分が続かないようにするためにも、趣味の世界を広げるべきなのだ。それには**自発的に取り組める何かを、まだ前頭葉が衰える前に見つけておく**必要がある。

自分のための趣味以外に、ボランティアやＮＰＯ活動でもいい。地域のコミュニティのまとめ役でもいいし、収入にもなるから老後に起業をしたり店を出したりしたっていいのだ。

とにかく「老後はこれをやるぞ！」というものを決めておくこと。

そうすれば、定年後のスタートであっても走り出すことができる。今は仕事が忙しくて手が付けられなくても、計画だけでもしておけば、年をとってから実行に移すことは可能なのだ。

老後を「何となく毎日生きている」「なあなあに時間を過ごしている」という感じで終わらせないためにも、思秋期の時期から趣味やライフワークを見つけておこう。

老後に楽しめる趣味は今から見つけておく

「残っている脳細胞」をいかに使い続けるか

かつて、私がまだ高齢者専門の病院に常勤していたころ、80代で現役バリバリの大物政治家がやってきたことがあった。活動的でリーダーシップも発揮でき、若い政治家たちからも頼られているというような人である。

その人の脳の写真を見たところ、なんと前頭葉だけでなく脳全体がものすごく委縮していた。「よく政治家が務まるなあ」と思うほどである。しかし、その大物政治家は前頭葉の萎縮など物ともせず、エネルギッシュな活動を展開していたのだ。

このとき私が学んだのは、**脳が委縮していても、機能のほうが衰えていなければ問題はない**ということである。

人間は脳の1パーセントほどしか活用していないとさえ言われている。もしそうであれば、脳の99パーセントが縮んでしまっても、もともと使っている1パーセントの力を衰えさせなければ、若いころと同じ能力を維持できるのかもしれない。

さすがにこれは極論だが、重要なのは、いかにたくさんの神経細胞を残すかではなく、**いかに残っている神経細胞を活発に働かせられるか**ということなのだ。

よく言われることだが、政治家をはじめ、クリエイターや芸術家は、年をとっても気持ちが若い人が多い。財界人や料亭の女将などもそうであろう。定年がなく、人と交わったりすることが多くて、新しいものに対する意欲が旺盛な職業の人たちは、概して若くいられるのだ。それは仕事で前頭葉をずっとフル活動し続けているからであろう。

前述したように、趣味やボランティアでも、前頭葉はもちろん刺激できるが、定年退職したあとにも続けられる仕事を見つけておくのもいいと思う。

仕事となると、趣味とは違って楽しいばかりではいられないが、世間から必要とされているという実感はむしろ趣味よりも大きく得られる。

ヘルパーの資格をとっておくとか、会社で身に付けた経理の知識を活かして小規模ビジネスを立ち上げるとか、何でもいいが、**65歳をすぎても働ける場があると、単に生活費を稼ぐという以上の生きがいにもなる**し、老化予防としても効果的だ。

もし老後に自分でお金を稼ぐことができれば、この先、日本経済が滅茶苦茶なことになっても食うには困らない。それこそ、貯金を1000万円していたとしても、その価値が半分になってしまう未来だってないわけではないから、残りの人生への保険にもなる。

若いころは、家のローンや子どもの教育費などでとにかく給料を稼がなくてはならなかったかもしれないが、老後の仕事となれば儲けは最小限であってもいいのである。気楽に働ける場を見つけておくことは、元気な老後をすごすための重要な要素であろう。

老化予防と実益を兼ねて老後も働ける場を見つけておこう

「ピン・ピン・コロリ」を実現する方法

長野県は、全国的に見ても平均寿命がかなり高い県だ。

厚生労働省では5年ごとに都道府県別の平均寿命を算出しているが、令和2年の統計によると、長野県の平均寿命は男性82・68歳（全国2位）、女性は88・23歳（4位）。90年代から今に至るまでつねに上位に食い込み続けているのが長野県である。

また、長野県は高齢者就業率も全国で1位だ。統計局の平成29年就業構造基本調査では、長野県の65歳以上の就業率は30・4パーセント。30パーセントに到達したのは、長野県と山梨県（30・3パーセント）の2県のみである。

その他にも、65歳からの平均自立期間（介護を必要とせずに生きられる平均年数。いわゆる「健康余命」のこと）や、一般病床平均在院日数の短さでも、全国トップクラスを誇っている**長野県は、日本でもっとも医療に金がかからず、長寿を実現している県**といえる。

こうした統計から浮かび上がってくるのが、長寿なのに長く寝たきりになってから死んでいく人が少ないということである。元気なまま高齢まで働いて、コロリと亡くなる人が多い。

こういう様子を**PPK（ピン・ピン・コロリ）**と呼ぶが、これこそ老後の理想の姿ではないだろうか。高齢になってからも仕事を持ち続けるとプラスに働くのは、こうした長野の統計からも見てとれるのだ。

また、長野では人口10万人あたりの保健師が76・6人（平成28年）と全国でもっとも多く、地域に密着した医療・保険活動をおこなっていることもよく指摘されることだ。保健師さんたちは生活や栄養面での指導をおこない、病気になる前に予防をしておく予防医療の担い手である。長野県は、予防医療が日本で唯一といってもいいほど盛んな県なのだ。また、地域医療が盛んで、臓器別より全身を診てくれる医師も多いとされている。

本書で述べていることもすべて、病気にならない生き方、健康を維持する方法、老化を遠ざける秘訣である。

予防医療は金にならないから、普通の病院ではまず重視されない。しかし、これこそが老人医療費を本当に削減するために必要なことであり、また個人個人が老後の生活を楽しむためにも必要なことなのである。ＰＰＫ先進県である長野県がよい例であろう。

ピン・ピン・コロリで生きたいなら、なるべく長く仕事を持ち続けること、そして老化を遠ざける生活を心がけることだ。

高齢でも仕事をし続けるのが長寿のコツ

前頭葉も刺激できるお小遣い稼ぎ

お金は大切だが、貯めることばかり考えるより、どうやって必要な額を稼ぎ出すかということのほうが重要だ。

どんなに小さなビジネスであっても、**自分の才覚でお金を稼ぐというのは、脳にとって最上級の刺激**になる。

起業とまでいかなくても、株や投資信託を積極的に運用するのも一案だろう。

すでにネットを使って取引をしている人も多いだろうが、変動するチャートを見ながら売買の決断を下すことは、感情の老化予防として考えてもよい方法なのだ。

私の知り合いなど、目を付けていた株が大きく下がったら買い、そこから1割くらい上がったら売る、というようなことをコツコツ繰り返している。

こうしたルールを自分で設ければ、それほど大負けすることもなく、ちょっとした小遣い稼ぎができるはずだ。それを老化予防の費用に回すのでもよし、趣味やストレス発散に使ってもよし、いずれにしても若返りの効果が得られる。

日本の株であっても、５パーセントくらいの配当が付いているものはいくらでもある。そのなかで業績のいい会社の株をとりあえず１００万円でも買っておけば、年間５万円の利益になる。

銀行にただ寝かせておくよりは、**お金も動き、自分の頭も動き、心身が活発になる**というものだ。

それに、株の儲けというのはＮＩＳＡの非課税枠を使えば税金がかからない。

一生懸命汗水流して働いて稼いだお金の最高税率が5割以上なのに、株などの不労所得が非課税枠を超えても2割なんて、こんなバカな話はない。金持ち優遇政策の最たるものだと思うが、実際にそういう制度になっているのだから、これを活用しない手はないだろう。

もちろん、財産のすべてを株や金融商品に突っ込んだりしてはいけない。また、住宅ローンが残っている場合は、その完済を早めるほうが先決だし、マネープランは各自おこなっておくべきだ。

しかしそうしながらも、多少ゆとりがあるなら、そのお金で積極的な運用の訓練をおこなっておく。

そうすれば、投資と運用が老後にやれることのひとつにもなる。

思秋期世代なら、社会の中核として働いている立場だから、自分のマネープランと照らし合わせながら賢く運用ができるだろう。ぜひ検討してみてほしい。

積極的運用でお金を儲けながら感情の老化予防を

思秋期は最後の大転換期

思秋期は、これから残りの人生をどう過ごすかということを決める重要な時期である。いかに若くい続けられるかとか、健康を維持できるかというだけではない。自分の生き様を振り返り、どんなふうに今後の人生を組み立てていくかを改めて考えてみる時期なのだ。

実際、**思秋期世代に一念発起して、これまでの人生とはまったく別の人生を歩み出す人は意外に多い**。

たとえば、50歳で小説家デビューを果たした百田《ひゃくた》尚樹《なおき》氏。もともとテレビ番組「探偵！ナイトスクープ」などを手がける放送作家だったが、２００６年に『永遠の０』（太田出版）で小説家へと転向した。『永遠の０』は２００万部を突破、２０１３年12月には映画化された。

脚本家の内館牧子氏も、13年半のＯＬ生活にピリオドを打って、39歳でデビューした。その後、第一線で活躍を続けていたが、２００３年の55歳のときに、さらに東北大学の大学院に入学し、修士号を取得するというバイタリティに溢れた人生を送っている。

私も大学院で教えていたが、やはり40代や50代になってから「臨床心理士になりたい」といって大学院に入学してくる人は結構多い。それまではサラリーマンやＯＬ、気象予報士などをやっていたのだが、今後の人生のことを考えて、１８０度違う道を歩き出す決心をしたのだという。

　私自身のことを言えば、２００７年に47歳ではじめて映画を撮った。ずっと映画監督になりたいと思っていたのだが、これまではチャンスがなかったのだ。

　もともと私は本業がなんだかわからないようなところがあるが、世間から見れば、精神科医として、あるいは評論家として、はたまた受験アドバイザーとしてそれなりの地位を築いているのに、なぜ今さらお金をつぎ込んで映画など撮るのかと不思議に思われる方もいるだろう。

　しかし、**今行動しなければ、もう一生行動できない**と考えて『受験のシンデレラ』という作品を撮ったのだ。これは興業的には成功したとは言えないが、第5回モナコ国際映画祭でグランプリをとり、２作目の『「わたし」の人生《みち》・我が命のタンゴ』へとつながった。今後もライフワークとして映画を撮り続けていくつもりだ。

　ちなみに、私の作品で脚本を書いてくれた大石三知子さんも、ＯＬ生活を経て、40代に入ってから東京藝大の脚本家コースに入学したそうだ。そういえば、いまや「世界の北野」と評されている北野武さんも、はじめて映画監督を務めたのは42歳のときだった。

　仕事だけに限らず、**50代で離婚する夫婦も多い**。子育てに一段落つき、人生を新たな視点で捉え直したときに、「このパートナーと老後までずっと一緒に幸せに暮らしていけるのか」と考えるのは、私は悪いことではないと思う。現実に、若くて結婚した場合、乏しい人生経験で自分に最良の人を見つけるのはそう簡単なことではないからだ。

その結果、離婚に踏み切ることになっても、そのほうが悔いが残らないのであれば、やはり行動に移したほうがいいのだ。

こんなふうに思秋期を迎えてから新たな人生を出発させる人が多いことを考えると、「このままで自分の人生を終わっていいのか」という疑問は、成熟した年代になってからも私たちを悩ませ続けるとみえる。

思秋期をすぎてしまえば、本格的な老後がやってくる。もちろん老後であっても、気力に溢れていれば新しい出発をすることも可能なのだが、やはりまだ頭も体も元気なうちに人生の軌道修正をしておくほうがいい。

思秋期といえば世間的には成熟を迎えた年代であり、もう大きな変化とは無関係な年だと思われがちだが、実際には**人生でほぼ最後の大転換期**といえるのである。

あなたも自分の人生を振り返ってみてやり残したことがあれば、今こそ片付けておくべきときだ。

少しくらい冒険してみてもなんとかなる。というのは、失敗したからといって、たとえば子どもの将来を奪うようなことがないからだ。そう考えて、人生を最後まで思い切り楽しみつくそう。

やり残したことは、冒険してでも思秋期に片付けよう

「不安」はコントロールできないが「行動」はできる

人間というものは、いったん不安にとりつかれてしまうと感情がコントロールしにくくなる生きものである。

「今さら人生を変えるのなんて無理」「自分はもうすっかり老化してしまっているから、何もかもムダだ」「これから新しいことを始めてもうまくいきっこない」などなど、どんな人でも不安の虫にとりつかれることはある。

すると、なかなか感情を前向きに切り替えることが難しくなるのだが、そんなときこそ「行動」に移すことだ。

仕事を変えるとか、大学院に入るとか、離婚するとかといった大きな行動は、人生を180度変えかねないので、よくよく考えて決断する必要がある。

そうおいそれと行動に移せるものではないし、軽はずみなことをすればかえって後悔する可能性もある。

しかし、もっと手軽なところではいくらでも行動に移せるはずだ。

たとえば、自分のやってみたい仕事について調べてみる。あるいは大学院の資料を請求する。**不安は不安として受け入れながら、そのうえでどう行動するかを考えていく**のである。

これは対人恐怖症などに有効とされている精神療法のひとつである、森田療法と呼ばれる手法だ。不安や葛藤を打ち消したり、取り除いたりするのではなく、それもあるがままの自分として受け入れて、今の自分のままでできることはないかを探すのである。

自分の抱えている不安とは直接の関係がなくても、服を買いに行ったり、きれいにお化粧をして外出してみたり、友人と楽しくおしゃべりしたりするのもよい手だ。

見た目が若返れば気持ちも若返って気力も湧くし、楽しい時間を過ごすとよい気分転換になる。

そうやって簡単なところからでも行動に移すと、不思議なもので人間は前向きになれる。

「今からでも自分を変えたい」という気持ちがあるのなら、何かしらの行動に移してみること。

じっとしたままだと、いつまでたってもウジウジしていることになる。まだまだ人生はこれからだ。これからいくらでも何でもできるということは、他の先達が証明してくれているのだ。

私たちは、「不安」はコントロールできないが、「行動」をコントロールすることはできる。一歩ずつ、理想の人生に近づけていけばいいのである。

不安に感じたときにはできることから行動に移す

7章

この先の人生で、
まだ「がまん」を
続けるのか？

自己愛を満たす人間関係づくり

思秋期は、人間関係が大きく変わる時期である。子どもが学校を卒業して独り立ちするときでもあるし、親の多くは後期高齢者になっているだろう。

また、会社でも重要なポストを任される時期であるし、あと10年、20年で定年を迎えるというひとつのゴールが見えてくる時期だ。

その変化のなかで、大きな問題が生じてくる。それは**自己愛を満たす場が少なくなる**ということだ。

自己愛とは人間の根本的な欲求のひとつである。自己満足とは違い、他人から認めてもらうことで満たされるものだ。つまり自己愛は、他人から褒められたり、励まされたりすることで確認できる。

この**自己愛が満たされないと、精神的に不安定になりイライラとしてしまう**のだ。

子どものころは親からの愛情をある種無条件に受け取ることができるし、子育てをしていれば、子どもからは愛されるだろう。学校を卒業して会社に入れば将来を期待されてそれなりの愛情を受ける。

しかし40代になると、子どもは大きくなり親を必要としなくなる。年功序列の崩れた現代の会社では、年齢を重ねれば上司として仰ぎ見られるという保証はなく、ヘタをすれば年下の上司のもとで働き、部下からは「できないオヤジ」と見られる可能性もある。

また、年功序列の崩壊は会社だけでなく、一般社会でも起きているのが現状だ。もはや「年寄りは年をとっているというだけで偉い」という社会ではなくなってしまったからだ。首長などの選挙をみても、若い人のほうが人気を得やすい。

それに、若いころからの友人とのつながりも、年をとるにつれ希薄になっていく。

このように、自己愛を満たす機会がどんどん失われていくのが40代からの人間関係だ。

では、どのようにして自己愛を満たせばいいか。心を充足させておくためには、どうすればいいかというと、それは意外に簡単なことだ。**新しく自己愛が満たされる状況を作ればいい**のである。

そういう意味でも、前章で述べた**趣味の場**は、新たな人間関係を作るきっかけとなる。同好の士であれば話も弾むし、互いの作品を見せ合ったり、腕を競い合ったりして認め合うこともできる。

会社のなかだけの人間関係では、リタイアしたあとに自己愛を満たす場がなくなるが、思秋期からの趣味の仲間は一生の友人として付き合っていけるだろう。

自分が活躍できる場を、仕事や家庭の外にも見出しておくことは重要なのである。

自己愛を確認する場を作るべき

ＰＴＡや地域の役員を買ってでよう

会社勤めのサラリーマンが人間関係を育むというと、どうしても仕事関係のコミュニティを考えがちだが、そのほかに目を向けてみると意外に多くのコミュニティがあることに気づくはずだ。

何か趣味を持ってサークルのようなものに入るのもいいし、子どもが学校に通っているなら、男性であってもそのＰＴＡに参加してみてもいい。

あとは町内会のつながりといったものもあるだろう。そのように、**視野を広げれば人間関係を築く場はいくらでもある。**

ＰＴＡや地域社会の役員というのは、比較的女性の多い社会である。そこに男性が加わると、男性というだけで珍しがられ、重宝されるケースが少なくない。

仕事で揉まれてきた経験もあるのだから、何か交渉事でその経験を発揮すれば、評価され頼られる。そうすることで自己愛を満たすことができるのだ。

現在は町内会などのコミュニティは希薄になってきているかもしれないが、そのかわりにたとえばマンションの管理組合、自治会などは増えてきている。そういう場に積極的に出て行くというのもいいのではないだろうか。

もしかしたら、「〇〇さんの旦那さんって頼りになるわ」などと妻に伝わり、妻からの尊敬を得られるかもしれない。そうすれば一石二鳥、2倍の自己愛が満たされることにすらなる。

ただ、そういうコミュニティには人を便利に使おうとする人間が必ずいる。だからそのコミュニティにおもねったり、無理をしてまでいい格好をしたりしようとはしないこと。

イライラしないためにコミュニティに参加しようというのに、あれもこれも頼まれて、結局ストレスばかりを溜め込むことになっては本末転倒だ。

ストレスの溜まる人間関係は避けるのが、長生きをするための秘訣であるのだ。

とにかく重要なことは、**人から必要とされる場を多く作る**ことだ。それは多ければ多いほどいい。

狭い世間ばかりで生活をしていると、そこで悪評がたってしまうと、途端に居場所がなくなる。

だから地域コミュニティであっても、趣味のサークル活動の場であってもいいから居場所を多くして、人間関係をたくさん作ったほうがいい。

とくに自己愛を満たしにくくなる思秋期以降こそ、意識的に自分を必要としてくれる場を作ることが肝要なのである。

それがイライラせずに楽しく健康的に人生を過ごす秘訣のひとつなのだ。

地域コミュニティも自己愛確認の場として活用する

思秋期からの部下との付き合い方

40代から50代となると、会社内では中堅からベテランの範疇《はんちゅう》に入ってくる。それに伴って管理職を任されて、多くの部下を持つこともあるだろう。

入社当時はもちろんほとんどの人間が先輩であり、上司だ。そこから業績を重ねて30代になればひとつのチームのリーダーになり部下を持つことになる。

しかし、そこまでの社内における人間関係というのは入社当初からあまり変わらず、どちらかというと、上司に可愛がられる人間でいるほうが得であろう。そうすることで、社内での立ち回りもずいぶんと楽になるし、出世もしやすくなる。

ところが、管理職に就くようになる思秋期世代になると立場は変化する。管理職の能力というのは、部下をうまくまとめて、チームとしての実力を発揮させることにあるからだ。個人の能力を問われていたそれまでとは異なるものが求められるのだ。

チームをまとめるためには、部下に目を向けなくてはならない。上司に可愛がられるよりも、**部下に慕われる人間**にならなくてはいけないのだ。

そのときに部下を「駒」として見るのではなく、人間として見て、自己愛を満たしてあげる方向へ持っていったほうがいい。

これは何もサラリーマンである間だけのことではない。さらにその先、つまり引退後のことを考えても、部下に好かれる上司でいたほうが、楽しい老後を送れる可能性が高いのだ。

これは私が高齢者専門の浴風会病院に勤めていたときに強く感じたことだが、高齢者の入院患者の場合、多くの見舞客が訪れる患者さんと、ほとんど見舞客の来ない寂しい患者さんとにはっきりと分かれるものだ。

見舞客の少ない寂しい患者というのは、自分が上司になったとき指揮を振るう際に、部下を「駒」として見るタイプの人間なのだろう。

それに対して、引退後も見舞客で賑わうのは、部下を可愛がるタイプの人間である。

入院患者のなかには、有名企業の役員や大学の教授、政治家など、現役時代にはかなりの地位を築き上げていた人も多かった。

そんな人たちですら、見舞客が訪れない寂しい患者と、人に慕われてひっきりなしに客が来る人とにくっきりと分かれるのだ。

結局のところ、**上司の機嫌をとる人よりも、部下を可愛がる人のほうが、晩年は幸せな人生が送れる。**

上よりも下の立場の人に目を向けていこう。

立場が上になる思秋期にこそ部下に目を向けるべき

「子どもは子ども、親は親」と割り切る

健康で長生きをしたいと思ったら、現代社会では人間関係のストレスを減らすことは欠かせない要素だ。

ストレスを溜め込むと体にもよくないし、老化も早く進んでしまう。

とくに思秋期世代は、ホルモンバランスなど体に大きな変化が起こる時期だから、それを増幅してしまうストレスは大敵なのだ。

ここで考えてみたいのが、普段見逃しがちな「親子」の関係である。

普通、人間関係というと社会的なつながりを重視することが多いが、**親子関係もひとつの人間関係**だ。これが案外、思秋期世代のストレスの素になっているケースが多いのである。

思秋期世代にもなれば、子どもはすでに独り立ちしているか、そろそろ独り立ちを迎えようとしているというころだろう。

25歳で子どもをもうけたとすると、45歳で子どもが成人する。もし子どもが大学に通っているなら、あと2年もすれば卒業、就職である。

もちろん、子どもが独り立ちするまでの面倒を見るのは親の責任だ。しかし、それ以後の関係は、また新たな関係として捉え直すことを私はおすすめしたい。

独り立ちというのは、言い換えると巣立ちである。動物の世界では、巣立ちをした子と親は一緒には行動しない。人間の世界でも、親の責任をまっとうしたら、子どもとはくっついていないほうが何かと都合がいい。

まずは、**親が子どもへの依存心をきっぱりと捨てること。**

子どもには子どもの人生がある。

親からすると、「これまで面倒を見てやったんだから、少しぐらい親孝行しろ」と考えたくなる気持ちはわかるが、こうした期待はするだけストレスのもとだ。

また、学校を卒業して社会人として生きている子どものことを、必要以上に心配することもやめるべきである。

自分の目が届きにくくなるため、ついあれこれ気を揉んでしまうが、子どもが相談してきたらきちんと答える程度でいい。職場でうまくいかないことを心配するかもしれないが、学校と違って、親が出て行っても解決につながることはまずないし、かえって子どもの立場を悪くする。すでに自立した人間なのだから、それまでは放っておけばいいのである。

金銭面でも、「子どものために少しでも財産を残したい」と考える人は多いようだ。

しかし、考えてみてほしい。

90歳で自分が死ぬとすると、25歳でもうけた子はすでに65歳になっているのだ。もう定年退職を迎える年代であり、子育ても終わり、家のローンも終わり、自分のお金を自分に使えるようになっている。

そんな歳になってまで、親の金をあてにするような人間でいるほうがよほどまずい。親が稼いだ金は親が使えばいいのである。

親が子どもの金銭面まで面倒を見っぱなしであれば、親の金をあてにする60代のニートを生み出しかねない。子どもの依存心をはねのけるためにも、日ごろから「財産は残さない」と明言しておくことも必要だろう。

その代わり、**老後を子どもに頼らないという心構え**も必要になる。自分は子どもにお金を残さないのに、自分のことは面倒をみろでは筋が通らない。

親と子の関係は、他人ではない分、甘えが入る。そこにストレスのもとが隠れている。

子どもが成人したら、もう親の人生とは違う道を歩み出したのだと割り切って、ある程度の距離を置くことが、子どもにも自分の道を歩ませることにもなる。

引いてはそれが、子どもの幸せにもつながっていくのだ。

子どもが成人したら距離をとる

「親の介護は子がしてきた」というデマ

親と子の関係でいうと、子どものことではなく、自分の親のこともまた思秋期世代にとっては悩みのタネになる。思秋期になれば、親は保険区分でも高齢者や後期高齢者に入る年齢であることが多い。そうなると、今はまだ元気だとしても、数年後には介護が必要になるかもしれないということが頭のなかにちらつきだす。

昔から、日本では親の介護は子どもがするものと相場が決まっていた。高齢の親をほっぽり出せば、薄情で無責任な人間だと捉える風潮は今でも根強く残っているし、施設などに預けっぱなしにするのではなく、家で家族の手で世話をしてあげるのが親孝行だという風潮も依然としてある。

世間では、そんなふうに親の世話をする話が美談として捉えられ、「娘さんにそんなに尽くしてもらって、○○さんは幸せね」といった言葉が語られる。逆に、親の面倒をみることができなかったり、施設に入れたりすれば、非難の的にされることもある。

しかし、実際は現代社会ではこうした**在宅介護の幸せは単なる幻想にすぎない**のである。かつては介護を必要とする前に寿命を迎える人が多かったからだ。親と同居し、その死までを看取るというのは、必ずしも親の「介護」と同義ではなかった。

厚生労働省が介護保険を始める前にまとめたデータ（「１９９８年国民生活基礎調査」）によ

ると、介護が必要になる人の多くは80歳以上だという。さらにいうと、85歳をすぎると3分の1が認知症になり、半分が何らかの形で要介護になっているというデータもある。

ところが、今から約60年前、１９５５年の平均寿命を見てみると、男性が約63歳、女性が約67歳だから、**昔の老人の多くは介護が必要となる前に天寿をまっとうしていた**わけだ。

もちろん、昔の老人のなかにも寝たきりになったりする人もいただろう。

しかし、医療の進んでいない当時では、おそらく寝たきりでいる期間は数か月といったところだったと考えられる。実際、ちょっとした床ずれの感染症で簡単に人は亡くなっていたのだ。

それに、昔の日本は使用人社会でもあった。少し裕福な家であれば、書生やお手伝いさんを置いて暮らしていたし、職人の家や商家でも丁稚奉公は当たり前だった。昭和40年代ごろまでは、サラリーマン家庭にすら当たり前にお手伝いさんがいたのである。

栄養状態と衛生状態のよしあしが寿命を決める時代だったから、寝たきりになるほど長生きできる人は、それなりに裕福な家の人が多かっただろう。だから年寄りの世話も、家の人間だけでなくそうした人たちの助けを借りておこなうことができたのだ。

また、１９７０～90年代にかけては、高齢者を老人病院に入院させることが一般的におこなわれていた。いわゆる「社会的入院」と呼ばれるもので、病気の治療を目的とするのではなく、長期にわたって入院することを目的とするものだ。

不思議なことに、**日本人は親を老人ホームに入れるのは世間体が悪いと考えるのに、長**

期間、病院に入院させておくということには罪悪感を持たない。

昔の老人病院は本当にひどいところが多く、ただ金儲けのためだけにひと部屋に十数人もの患者を押し込み、朝から晩まで点滴を打つだけ、というところも珍しくはなかった。まさに「姥《うば》捨て山」と呼んでも差支えがないほどであった。

しかし、そんな状況を目の当たりにしても、老人ホームに入れるより老人病院に入院させるほうを選ぶ家族は多かったのだ。周囲の人々も、一応「病院」という名前がついているだけに、「医者の世話になっているなら、自宅を離れてもやむを得ない」と納得しやすかったのであろう。

現在は、医療費削減の観点から、社会的入院のための介護療養病床の廃止（２０２４年３月末）が決定している。介護施設も増えてきているが、それでもなお「自分で面倒をみないと愛情を注ぐことにならない」「病院なら仕方がないけれど、施設に入れるくらいなら家で」と考える人は後を絶たない。

もちろん、それも愛情の示し方のひとつではあろうが、そうでなければ親に感謝していないということにはならないわけで、**無理して介護を抱え込む必要はない**のである。

施設のほうが介護の効率もよく、医療に関しても素早く対応することができるのだから、むしろお年寄りの生活の質が上がるという側面もあるのだ。

「親の介護をするのが孝行」という既成概念からは脱却しよう

「在宅介護」が家族を壊す

「老いた親の面倒は、子がみるのが当たり前」という考え方が蔓延している背景には、マスメディアの介護の取り扱い方にもあると感じている。

もっとも、これは２０００年に制定された介護保険制度があくまでも在宅介護を促す意図でつくられたものだから、あながちマスコミにだけ責任があるとは言えない。

それでもテレビで介護をネタに番組を制作する場合、基本的に「在宅介護」が前提にされてしまうのである。

これはドキュメンタリーでもドラマでも同じことだ。

「こうすれば介護がうまくいきますよ」「こんなことをすると失敗しますよ」と、いいも悪いも在宅介護が前提とされていて、施設介護のことにはほとんど触れられない。

そんなわけで、世間的にも親に介護が必要になったら、「まず自分たちで」という風潮が根付いてしまっているのである。

しかし、現実はドラマや映画のようにはいかない。ドラマや映画はハッピーエンドで終わったとしても、介護はいつ果てるとも知れない長丁場の現実だ。それに、親が亡くなってからも自分の人生は続いていくのである。

実際、**介護の負担によって苦しんでいる人は多い。**

周囲に頼りにできる人がおらず、ひとりで抱え込んで精神的に参ってしまっている人。一生懸命世話をしているにもかかわらず、一向によくならない親の状態を見てすっかり気落ちしてしまっている人。認知症の親の言動に振り回されて、心身ともに疲れ切ってしまっている人。仕事を辞めてまで親の介護を長年続けている人。いざ親が亡くなった途端に燃え尽き症候群に陥る人。

こうしたところから介護うつにかかってしまう人も多いし、もっと悲惨なことになると介護疲れによる無理心中や介護者の自殺も少なくない。**こんなに殺人の少ない国で、介護殺人は年間20～30件も起こっている**のである。

現代社会は、昔とは違って**お年寄りの介護を無理なく自宅でおこなえるような構造にはなっていない**。

そこでどれだけ頑張ってみても、深刻なゆがみに直面して、多大なストレスを抱えることになってしまうのだ。

そこで大切なのは、「世間の既成概念に沿わないと、本当に幸せではないのか？」と問うことだ。何が親と自分にとってベストなのかを考え、少しの妥協は許すことである。

老人ホームにも、メリットはたくさんある。

親側のことを考えれば、周囲に人がたくさんいるという状況は心身の自立を促すし、プロに任せられる分、介護・医療体制も自宅にいるより安心できる。

実際、介護保険が始まって20年以上経って、介護スタッフも慣れてきたこともあり、施設に入ると元気になったり、笑顔になったりする人は多い。

子ども側のことを考えれば、介護によって離職しなければならないなどの社会的な負担を負わずにすみ、介護にともなう肉体的・精神的な負担も軽減される。

一方、在宅介護のメリットは、親が長年住み慣れた家を離れなくてすむとか、最後まで自宅で過ごしたいという希望を叶えられるという程度である。あとは金銭面での負担が多少軽減されるくらいであろう。

こうしたことと在宅介護とを天秤にかけたとき、どちらがより満足感を与えてくれるかを考えてみると、案外、親のほうが在宅介護という選択肢をとることに意味を見出せない場合も多いはずだ。

親だって、子どもに仕事を辞めてもらってまで面倒をみてもらいたいと思う人間ばかりではないのだ。それに、**子どもに負担をかけていることがわかると、面倒をみてもらうことが逆に親の負担になることもある。**

実際、独居の高齢者より、家族と同居の高齢者のほうが自殺が多いことが知られているが、迷惑をかけているという罪悪感のメカニズムが働いているのだろう。

思秋期世代の人間にとっては、親の介護問題はこれからが正念場になろう。そのときになって慌てないためにも、将来の介護について、親や兄弟ときちんと話し合っておくといいだろう。また、調べられることは調べておいたほうがいい。

ちゃんと両者が納得済みであれば、老人ホームという選択肢をとることに後ろめたさを感じなくてすむし、心の準備ができていれば、お互いにいざというときにも精神的な余裕を持てる。

家族はもっとも大切な人間関係だからこそ、一見ドライに映るかもしれないが、それぞれが満足できる環境を用意するほうが、健全で調和のとれた関係性を育めるのである。

老人ホームという選択肢をあらかじめ親と話し合っておく

他人の視線は排除する

介護の問題もそうだが、日本人は本当に「がまん」が好きだ。人間であるかぎり、本来は「がまん」などしたくはないはずだが、なぜか日本人には「がまんは美徳」という倫理観が存在する。

もちろん、生きていればイヤなことも多い。仕事がイヤでも家族のために働かなければいけないとか、兄弟の反りが合わなくても肉親だから付き合わなければならないとか、避けて通れない問題も多いものだ。

しかし、本当にがまんできないことであれば、避けようはいくらでもある。今の職場がイヤなら転職すればいいし、どうしても兄弟とうまく付き合えないのなら顔を合わせなければいい。

それなのになぜがまんをするのかというと、私が思うに**「社会の無言の圧力」**というものがかなり大きな存在としてのしかかっているように感じる。有り体に言ってしまえば、がまんをしないと「世間体が悪い」のである。

コレステロールは体に悪い、高血圧や高血糖は異常なことだ、不倫や浮気は反道徳的だ、離婚は外聞が悪い、施設に親を入れるなんて親不孝だなどなど、世の中の倫理観・道徳観はかなり大きな力で私たちを縛り付けている。

けれども、これまでも繰り返し述べてきたとおり、**何につけてもがまんしながら生きていくというのでは、充実した人生が送れるわけがない。**

私たちが世間体を優先して行動をとるときというのは、行動規範が自分ではなく他人の評価に置かれているときだ。「KY」という言葉に代表されるように、他者からどう見られるかが重要視されているわけだ。

しかし私に言わせれば、空気を「読みすぎ」れば、自分の頭で考えられない、何もできずにいる人間が増えるばかりである。

他人からどう見えるかではなく、自分はどうしたいのかと考えてみると、意外にもすっきりとした答えが得られたりする。さらに言うと、会社の人間から多少嫌われたところで、これからの会社人生は短く、辞めてからのほうが長いのだ。要は、他人の視線など気にせず、そのとき自分にとって一番合理的だと思える行動をとればいいだけなのだ。

思秋期ともなれば、もういい大人である。他人の視線を気にしてがまんしながら老化していくよりも、自由にのびのびと前向きに人生を楽しむほうが、人間的な魅力が増すということもよくわかるだろう。

自分の人生だから、どんな人生を選ぶかは自分次第だ。けれども、悔いが残らないようにだけはしていきたいものだ。

他人からどう見えるかではなく、自分がどうしたいか

対人関係のがまんが寿命を縮める

がまんによって生まれた大きなストレスは、うつ病をはじめとするさまざまな病気の要因にもなっている。それだけでなく、普段はあまり意識していないかもしれないが、ストレスは身体的な健康面にも大きな悪影響を及ぼしているのだ。

たとえば強いストレスを受けると、自律神経のバランスが崩れ、内臓機能を活性化させる副交感神経がうまく働かなくなる。すると、食欲不振や血行不良になるし、免疫機能も低下してしまう。

また、**ストレスがかかるとそれに対抗するために、コルチゾンなどのステロイドホルモンが分泌されるが、これは他のすべてのホルモンの働きを阻害**してしまう。

さらに、ストレスはがんにも大きな関係がある。ストレスを受けると、体内にフリーラジカル（活性酸素）が多く生み出されるが、それによって細胞のミスコピーも増加してしまうのだ。そのうえ、このミスコピーを処理してくれる免疫細胞であるＮＫ細胞もストレスによって活性が落ちてしまう。かくして、がんの素ができやすくなる。

つまり、ストレスは細胞を傷つけ、炎症を起こし、肉体にも精神にも負担をかけ、さまざまな老化現象を加速させたり、がんなどの病気に直結させてしまったりするのである。

こうしたストレスの多くは、**「がまん」を強いられることの多い対人関係が源泉**になっている。だから、対人関係でのがまんをやめることが、若返りや健康長寿の第一歩なのだ。

もちろん、若いころはある程度のがまんは必要だろう。20代で「素の自分」をさらけ出してビジネスの世界で勝負しようと思っても、それで勝てるほど世の中は甘くない。

しかし、ある程度のがまんを重ねて成熟した年代になってきたら、もう必要以上のがまんをすることもない。思秋期に入ったら、あとは自分を大切にしていくことを考えるべきであろう。

世間体を取り繕って生きていったとしても、得られるのはあるかどうかもわからない他人からの評価だけである。その評価だって、職場を離れたら消えてしまう。他人の考えなどこちらがコントロールできるものではないし、他人からどう評価されようが、自分の健康や若々しさ、そして生き様にははっきり言ってなんの関係もない。

でも、**自分の欲望を前面に出して、思ったとおりに生きるというのは、自分の人生を自分でコントロールしていくということだ。**しかも、若々しさや快活さ、健康長寿というおまけまで付いてくる。

建前を減らし、本音を増やす。他人の目ばかりを気にするのではなく、行動基準を自分のなかの本音に見つけてみる。

それが楽しく、若々しい人生を生きるための近道なのだ。

本音で生きることが楽しい人生へと導く

おわりに

本書を読まれてどう思われただろうか？

納得ができない話も多いかもしれないし、私のことをずいぶん僭越《せんえつ》、傲岸《ごうがん》と思ったかもしれない。

ただ、逆に鵜呑みにするのでなく、反論を思いつかれたとすれば、まだまだ前頭葉が若い証左である。その脳の若さで、考えるきっかけになっただけでも、著者としては幸甚である。

さて、最近の心理学の立場では、頭のいい人間、心の健康な人間というのは、理論に縛られるのでなく、ほかの可能性が考えられる人間、まずは試してみて、それから結論を出そうと思える人間なのだそうだ。

私自身は、それに納得している。もちろん、今出した答えが正解とは思っていない。世間が信じている現代医学と同様に（彼らは自分たちが正解と思いこんでいる）、まだ発展途上のものだ。

でも、読者の皆様がいろいろと試すことで正解に近づけるなら、まさに著者として願うところである。

ただ、あえて思秋期という言葉を使ったように、脳やホルモンの大変化の時期だから、やはり漫然とすごすのでなく、あるいは、これまで通りの生き方に疑いをもたないまま、定年を迎えたり、子どもが離れていって慌てるのでなく、いろいろと「思って」ほしいというのは、著者が長年高齢者の方々と向き合うことで得られた信念だということは伝えておきたい。本書に書かれた細かい内容を信じてもらったり、頷いていただけるより、そのほうがよほど嬉しいということを申し添えたい。

著者のひそかな野心は、将来、この時期に、もう少し、あれこれと考える人が増えて（もちろん、今考えているから本書を手にされたのだろうし、そういう人も少なくないのは存じ上げている）、思秋期という言葉が当たり前に使われるようになることだ。一過性の流行語（それすら高望みだろうが）になるより、そのほうが本心から嬉しい。

末筆になるが、本書のような、どちらかというと奇書の編集の労を取ってくださった、大和書房の藤沢陽子さんと藤村美穂さんには心から深謝したい。

二〇一三年一〇月

和田秀樹

新装版おわりに

最近、とてもありがたいことに、私の本の評判がいいようだ。『80歳の壁』(幻冬舎新書)は昨年の年間ベストセラーになり、『70歳が老化の分かれ道』(詩想社新書)は昨年の上半期の新書1位のベストセラーになった。嬉しく、そしてありがたい話である。

これらの本が多くの人に読まれているのは、年をとっても元気でいたい、老化とは無縁でいたいという願望が、それだけ大きいということだと私は考えている。

ただ、老化予防というのは、実のところ若いうちに始めるに越したことはない。

老化のスピードを落とすことはそれほど難しくないが、現時点より若返ることは現代医学では、不可能と言っていいくらい難しいからだ(最近、私は幹細胞治療の勉強を始めていて、その可能性に期待しているが高価であるし、受けられるところがきわめて少ないことは事実だ)。

そういう意味で、高齢期に入る前段階を、「思秋期」と名付けて、そのときの大切さを説いた本書は、私が執筆した当時、思秋期真っ盛りの53歳だったこともあって、実は今売れている本以上の自信作だった。そして、ここに書かれていることを実践しているおかげで、私自身は、今も思秋期のままでいることを実感している。

そして、この思秋期という言葉を流行らせようとしていたのだが、まったく流行らなかった。ところが同じように高齢化が進み、４０００年も前から不老長寿を求めてきた中国では、この言葉が大ブームになり、私も元首相のブレーンだった人も参加する大規模なシンポジウムに呼ばれ、今もあちこちで思秋期センターができているという。

　これはやはり世界的なテーマだと私は信じている。

　ところでこの10年の間に、私は糖尿病や高血圧を放っておいたツケといえる心不全なる病気を経験し、検査データだけ見たらボロボロである。しかし、それにとらわれず、自分なりのコントロールを行うことで、枯れずにすみ、今、人生でいちばん忙しい時期になっているのだが、若々しく、それに対応できている。

　自慢ではないが、みんなにその体力を驚かれるし、外見の若さも保てている。

　もちろん私が長生きできる保証はないが、若さを保つということにおいては、ヒントになると信じている。

　だからこそ、この新装化は嬉しいし、ひとりでも多くの方がここに書かれていることを実践してしほしいと願ってやまないのだ。

二〇二三年四月二〇日

和田秀樹

本作品は小社より二〇一三年一〇月に刊行された『思秋期の生き方　45歳を過ぎたら「がまん」しないほうがいい』を改題し、加筆修正したものです。

和田秀樹（わだ・ひでき）

1960年大阪市生まれ。85年東京大学医学部卒業。東京大学医学部付属病院精神神経科助手、米国カール・メニンガー精神医学校国際フェローを経て、現在は精神科医、ルネクリニック東京院院長、立命館大学生命科学部特任教授、川崎幸病院精神科顧問、一橋大学経済学部・東京医科歯科大学非常勤講師、和田秀樹こころと体のクリニック院長など。著書にベストセラー『80歳の壁』（幻冬舎）など多数ある。高齢者専門の精神科医として30年以上にわたって現場に携わっている。

編集協力　藤村美穂

差《さ》がつく「思秋期《ししゅうき》」の過《す》ごし方《かた》
50歳《さい》の分岐点《ぶんきてん》

2023年6月20日　第1刷発行

著　者　和田秀樹《わだひでき》
発行者　佐藤靖
発行所　大和《だいわ》書房
東京都文京区関口1-33-4
電話 03-3203-4511

編　集　藤沢陽子（大和書房）
デザイン　田村梓（ten-bin）
イラスト　須山奈津希（ぽるか）

本文印刷　新藤慶昌堂
カバー印刷　歩プロセス
製本所　小泉製本

ISBN978-4-479-79786-9

http://www.daiwashobo.co.jp